全国中医学术流派传承工作室第二轮建设项目资助

盱江医学流派传承工作室　组织编写

盱江医家

针灸论粹

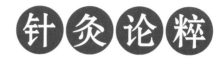

主　编　涂国卿　邹来勇

副主编　曹耀兴　汤群珍

编　者（以姓氏笔画为序）

朱玉辉　汤群珍　邹来勇

周一未　涂国卿　曹耀兴

人民卫生出版社

·北京·

图书在版编目（CIP）数据

旴江医家针灸论粹 / 涂国卿，邹来勇主编 . —北京：人民卫生出版社，2021.12

ISBN 978-7-117-32761-9

Ⅰ. ①旴… Ⅱ. ①涂… ②邹… Ⅲ. ①针灸疗法 Ⅳ. ①R246

中国版本图书馆 CIP 数据核字（2022）第 001226 号

| 人卫智网 | www.ipmph.com | 医学教育、学术、考试、健康，购书智慧智能综合服务平台 |
| 人卫官网 | www.pmph.com | 人卫官方资讯发布平台 |

旴江医家针灸论粹

Xujiang Yijia Zhenjiu Luncui

主　　编：涂国卿　邹来勇

出版发行：人民卫生出版社（中继线 010-59780011）

地　　址：北京市朝阳区潘家园南里 19 号

邮　　编：100021

E - mail：pmph @ pmph.com

购书热线：010-59787592　010-59787584　010-65264830

印　　刷：三河市延风印装有限公司

经　　销：新华书店

开　　本：710×1000　1/16　印张：12　插页：8

字　　数：203 千字

版　　次：2021 年 12 月第 1 版

印　　次：2022 年 1 月第 1 次印刷

标准书号：ISBN 978-7-117-32761-9

定　　价：69.00 元

打击盗版举报电话：010-59787491　E-mail：WQ @ pmph.com

质量问题联系电话：010-59787234　E-mail：zhiliang @ pmph.com

主 编 简 介

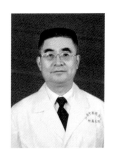

涂国卿，男，汉族，1965年7月生，现为江西中医药高等专科学校校长、二级教授、主任中医师，江西省名中医，全国五一劳动奖章获得者，全国中医药高等教育中医骨伤专业教材评审委员会副主任委员，国家中医药管理局旴江医学流派传承工作室项目负责人，享受江西省政府特殊津贴，江西省卫生厅有突出贡献中青年专家，江西省高等学校中青年骨干教师，江西省针灸学会副理事长，抚州市针灸学会会长，第十一届、第十二届江西省政协委员，第二届、第三届、第四届抚州市政协常委，中国农工民主党先进个人。从事针灸推拿骨伤教学及颈肩腰腿痛专科临床工作三十余年，学验俱丰，在中医针灸、骨伤、推拿养生保健等方面均有突出的学术成就，尤其是在筋伤理论方面具有独特的学术见解，创立的"整体平衡疗法及一针疗法在痛证治疗中的应用"等具有较大的学术影响。作为旴江医学流派针灸推拿团队带头人，先后主持省部级及以上科研课题7个，授权专利4项，获科学技术进步奖2项，发表学术论文30余篇，参与撰写论著12本，其中主编8本。

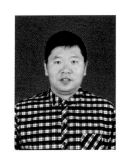

邹来勇，男，汉族，1975年11月生，江西宜黄人，医学硕士、副教授、副主任中医师，全国中医学术流派之一旴江医学流派主要传承人，全国中医药创新骨干人才，江西省针灸学会常务理事，抚州市针灸学会副会长，先后主持及参与市厅级及以上科研课题6个，授权专利2项，发表学术论文30余篇，参与撰写论著6部。

前　言

为进一步推进中医学术流派传承与发展,培养中医学术流派传承人才,国家中医药管理局根据64个全国中医学术流派传承工作室的验收成绩,择优确定含旴江医学流派在内的51个流派传承工作室开展第二轮建设。为了传承旴江医家针灸学说及技术,旴江医学流派传承工作室组织相关人员编写了《旴江医家针灸论粹》。

早在北魏时期,郦道元著《水经注》,描述了旴江流经地域,"旴江即汝水,出于广昌之血木岭,西入赣江,北入鄱阳湖"。旴江流域涉及江西省抚州市的广昌、南丰、南城、黎川、资溪、金溪、乐安、宜黄、崇仁、临川、东乡等11区县,宜春市的丰城、樟树2市及南昌市的进贤、南昌、新建等3县区。旴江流域素有"名医之乡"之美誉,江西古代十大名医中有八人出自旴江流域,涌现出数以百计闻名于世的杰出医学人物,在江西境内形成了一枝独秀的医学群体,被称为"旴江医学"。据抚州市卫生健康委员会组织专家调查,发现江西的旴江(抚河)流域有医药家1 612人,居国内已知的地方医学流派前列。旴江医家理论丰富,著书立说,传承创新,影响深远,流传海内外,在中国医学史上占有重要地位,可以与安徽"新安医学"、江苏"孟河医学"、广东"岭南医学"相媲美。

本书主要收集晋·葛洪《肘后备急方》;宋·陈自明《妇人大全良方》《外科精要》,席弘《席弘赋》;元·危亦林《世医得效方》;明·龚廷贤《种杏仙方》《鲁府禁方》《云林神彀》《万病回春》《寿世保元》《济世全书》《古今医鉴》,李梴《医学入门》,龚居中《痰火点雪》《外科百效全书》,明·张三锡《经络考》及清·黄宫绣《脉理求真》等著作中的针灸资料。编者整理时,发现旴江医家针灸学术理论及特色技术具有鲜明的传承及创新性:一是非常重视灸法。外科专著《外科精要》开篇"疗发背痈疽灸法用药"首记灸法,有十篇专论治法;《痰火点雪》痨瘵专列灸法。"药之不及,针之不到,必须灸之"。二是针灸学术传承性好。晋代葛洪开创隔蒜灸,陈自明、危亦林、龚廷贤等著作中都有相关论述并发挥。"盖火畅达,拔引郁毒,此从治之意"。三是针灸学说的独特性。突破"热证禁灸"的禁忌,认为热证可灸并阐明原理。"实者灸之,使实邪随火气而发散也""热者灸之,引郁热之气外发,火就燥之义也"。四是针灸技术创新性。首次记载了外科灸法如艾炷直接灸、隔净土饼灸、隔豆豉饼灸、隔药蒜饼灸、隔蒜灸、骑竹马灸法等。五是针灸预防的特色性。如断瘟疫法。

由于编者水平有限，在编写过程中难免有不足之处，恳请广大读者提出宝贵意见。

《盱江医家针灸论粹》编委会

2021 年 3 月

目　　录

第 一 章
葛洪《肘后备急方》针灸论

葛洪（283—363），字稚川，自号抱朴子，东晋著名医药学家。葛洪一生著作宏富，有《抱朴子内篇》二十卷，《抱朴子外篇》五十卷，《碑颂诗赋》一百卷，《军书檄移章表笺记》三十卷，《神仙传》十卷，《隐逸传》十卷，《肘后备急方》四卷等。

盱江流域是葛洪撰写著作的资料收集整理和实践活动的主要场所之一。《南城县志》记载：境内的麻姑山……葛洪又来此山设炉炼丹，并整理、阐述道术与理论，将麻姑写入《神仙传》遗留后世；《江西省卫生志》记载：葛洪到过阁皂山、麻姑山等处行医采药，考证品种及分布情况，并著书讲学，传技行医；《江西省科学技术志》记载：葛玄及其侄孙葛洪先后踏足江西南城的麻姑山和樟树的阁皂山，致力于炼丹、采药，传医治病；麻姑山和阁皂山存留的"葛洪丹井""葛洪炼丹室""葛仙祠"等活动遗迹。

葛洪精晓医学和药物学，所著《肘后备急方》是可带在身边随时备用的实用应急书，对我国后世中医药的发展产生了巨大的影响。如书中记载"治疟病方……青蒿一握，以水二升渍，绞取汁，尽服之"，启发了我国药学家屠呦呦等创制出青蒿素和双氢青蒿素高效抗疟新药，拯救了数百万人的生命，由此荣获诺贝尔生理学或医学奖。该书收集了大量救急用的方剂，尤其强调灸法的使用。

葛洪妻子鲍姑精通灸法，是我国医学史上第一位女灸学家。她的灸法经验渗入到葛洪的《肘后备急方》中。该书有针灸医方109条，其中灸方竟占90余条，并对灸法的作用、效果、操作方法、注意事项等都有较全面的论述。书中急救灸方精、效、便、廉。如救卒中恶死方：灸其唇下宛宛中承浆穴十壮，大效矣；灸鼻人中，三壮也；灸脐中，百壮也等。最早记载隔物灸治疗诸外科毒肿。治痈疽疔乳诸毒肿方，灸肿令消法：取独颗蒜横截厚一分，安肿头上，炷如梧桐子大，灸蒜上百壮，不觉消，数数灸，唯多为善，勿令大热。但觉痛即擎起蒜，蒜焦更换用新者，不用灸损皮肉。如有体干，不须灸。余尝小腹下患大肿，灸即瘥，

1

每用之,则可大效也。首次记载艾灸预防瘟疫法。治瘴气疫疠温毒诸方:断温病令不相染,密以艾灸病患床四角,各一壮,不得令知之,佳也。

一、救卒中恶死方第一

救卒死,或先病痛,或常居寝卧,奄忽而绝,皆是中死,救之方。

又方:视其上唇里弦弦者,有白如黍米大,以针决去之。

又方:灸其唇下宛宛中,承浆穴,十壮,大效矣。

又方:以绳围其死人肘腕,男左女右,毕,伸绳从背上大椎度以下,又从此灸,横行各半绳。此法三灸各三,即起。

又方:令爪其病患人中,取醒。不者,卷其手,灸下文头,随年。

又方:灸鼻人中,三壮也。

又方:灸两足大指爪甲聚毛中,七壮。此华佗法。一云三七壮。

又方:灸脐中,百壮也。

救卒死而张目及舌者。

灸手足两爪后十四壮了,饮以五毒诸膏散有巴豆者。

救卒死而四肢不收,矢便者。

马屎一升,水三斗,煮取二斗以洗之。又取牛洞一升,温酒灌口中。洞者,稀粪也。灸心下一寸、脐上三寸、脐下四寸,各一百壮,瘥。

二、救卒死尸蹶方第二

尸蹶之病,卒死而脉犹动,听其耳中,循循如啸声,而股间暖是也,耳中虽然啸声而脉动者,故当以尸蹶,救之方。

又方:灸鼻人中,七壮,又灸阴囊下,去下部一寸,百壮。若妇人,灸两乳中间。又云爪刺人中良久,又针人中至齿,立起。

又方:以绳围其臂腕,男左女右,绳从大椎上度下行脊上,灸绳头五十壮,活。此是扁鹊秘法。

又方:针百会,当鼻中,入发际五寸,针入三分。补之,针足大指甲下肉侧去甲三分;又针足中指甲上,各三分,大指之内,去端韭叶;又针手少阴、锐骨之端各一分。

又方:灸膻中穴,二十八壮。

三、救卒客忤死方第三

客忤者，中恶之类也，多于道门门外得之，令人心腹绞痛胀满，气冲心胸，不即治，亦杀人，救之方。

灸鼻人中三十壮，令切鼻柱下也，以水渍粳米，取汁一二升，饮之。口已噤者，以物强发之。

又方：以绳横度其人口，以度其脐，去四面各一处，灸各三壮，令四火俱起，瘥。

又方：横度口中折之，令上头着心下，灸下头五壮。

华佗卒中恶、短气欲死。

灸足两拇指上甲后聚毛中，各十四壮，即愈。未瘥，又灸十四壮。前救卒死方，三七壮，已有其法。

四、治卒得鬼击方第四

鬼击之病，得之无渐，卒着如人刀刺状，胸胁腹内，绞急切痛，不可抑按，或即吐血，或鼻中出血，或下血，一名鬼排。治之方。

灸鼻下人中一壮，立愈。不瘥，可加数壮。

又方：灸脐下一寸，三壮。

又方：灸脐上一寸，七壮，及两踵白肉际，取瘥。

五、治卒魇寐不寤方第五

卧忽不寤，勿以火照，火照之杀人，但痛啮其踵及足拇指甲际，而多唾其面，即活。

卒魇不觉。

灸足下大趾聚毛中，二十一壮。

人喜魇及恶梦者。

又方：灸两足大趾上聚毛中，灸二十壮。

六、治卒中五尸方第六

五尸者（飞尸、遁尸、风尸、沉尸、尸注也，今所载方兼治之），其状腹痛，胀急，不得气息，上冲心胸，旁攻两胁，或礧块涌起，或挛引腰脊，兼治之方。

灸乳后三寸，十四壮，男左女右。不止，更加壮数，瘥。

又方:灸心下三寸,六十壮。

又方:灸乳下一寸,随病左右,多其壮数,即瘥。

又方:以四指尖其痛处,下灸指下际数壮,令人痛,上爪其鼻人中,又爪其心下一寸,多其壮,取瘥。

七、治卒心痛方第八

治卒心痛。

又方:灸手中央长指端,三壮。

又方:横度病人口折之,以度心厌下,灸度头三壮。

治心疝发作,有时激痛难忍方。

又方:灸心鸠尾下一寸,名巨阙,及左右一寸,并百壮。又与物度颈及度脊,如之,令正相对也,凡灸六处。

八、治卒心腹烦满方第十一

治卒吐逆方。

灸乳下一寸,七壮,即愈。

又方:灸两手大拇指内边爪后第一文头各一壮。又,灸两手中央长指爪下一壮,愈。

九、治卒霍乱诸急方第十二

凡所以得霍乱者,多起饮食,或饮食生冷杂物。以肥腻酒鲙,而当风履湿,薄衣露坐或夜卧失覆之所致。

初得之,便务令暖,以炭火布其所卧下,大热减之。又,并蒸被絮若衣絮自苞,冷易热者,亦可烧地。令热水沃,敷薄布席,卧其上,厚覆之。亦可作灼灼尔,热汤着瓮中,渍足,令至膝,并铜器贮汤,以着腹上,衣藉之,冷复易。亦可以熨斗贮火着腹上。如此而不净者,便急灸之,但明案次第,莫为乱灸。须有其病,乃随病灸之。未有病莫预灸。灸之虽未即愈,要万不复死矣。莫以灸不即而止。灸霍乱,艾丸苦不大,壮数亦不多,本方言七壮为可,四五十无不便,火下得活。服旧方,用理中丸,及厚朴大豆豉通脉半夏汤。先辈所用药皆难得,今但疏良灸之法及单行数方,用之有效,不减于贵药。已死未久者,犹可灸。

卒得霍乱,先腹痛者,

灸脐上,十四壮,名太仓,在心厌下四寸,更度之。

先洞下者，

灸脐边一寸。男左女右，十四壮，甚者至三十四十壮，名大肠募。洞者，宜泻。

先吐者，

灸心下一寸，十四壮，又，并治下痢不止上气，灸五十壮。名巨阙，正心厌尖头下一寸是也。

先手足逆冷者，

灸两足内踝上一尖骨是也，两足各七壮，不愈加数。名三阴交，在内踝尖上三寸是也。

转筋者，

灸蹶心当拇指大聚筋上，六七壮，名涌泉。又，灸足大趾下约中，一壮，神验。又方，灸大指上爪甲际，七壮。

转筋入腹痛者，

令四人捉手足，灸脐左二寸，十四，灸股中大筋上，去阴一寸。

若哕者，

灸手腕第一约理中，七壮。名心主，当中指。

下利不止者，

灸足大趾本节内侧，寸白肉际，左右各七壮，名大都。

干呕者，

灸手腕后三寸，两筋间是，左右各七壮，名间使。若正厥呕绝，灸之便通。

《小品方》起死

吐且下利者，

灸两乳。连黑外近腹白肉际，各七壮，亦可至二七壮。

若吐止而利不止者，

灸脐一夫纳中，七壮，又云脐下一寸，二七壮。

若烦闷凑满者，

灸心厌下三寸，七壮，名胃管。

又方，以盐纳脐中上，灸二七壮。

若绕脐痛急者，

灸脐下三寸三七壮，名关元，良。

治霍乱神秘起死灸法，

以物横度病人人中，屈之从心鸠尾飞度以下灸。先灸中央毕，更横灸左右也。又灸脊上,以物围,令正当心厌。又夹脊左右一寸,各七壮,是腹背各灸三处也。

华佗治霍乱已死,上屋唤魂,又以诸治皆至,而犹不瘥者。

捧病人腹卧之,伸臂对,以绳度两头肘尖头,依绳下夹背脊大骨穴中,去脊各一寸,灸之百壮。不治者,可灸肘椎。已试数百人,皆灸毕,即起坐。佗以此术传子孙,代代皆秘之。

上此前并是灸法。

十、治伤寒时气温病方第十三

毒病下部生疮者,

又方,大丸艾灸下部,此谓穷无药。

十一、治时气病起诸劳复方第十四

卒阴易病,男女温病瘥后,虽数十日,血脉未和,尚有热毒,与之交接者,即得病,曰阴易。杀人甚于时行,宜急治之。令人身体重,小腹急,热上肿胸,头重不能举,眼中生眵,膝胫拘急欲死方。

又方,男初觉,便灸阴三七壮,若已尽。甚至百壮即愈。眼无妨,阴道疮复常。

十二、治瘴气疫疠温毒诸方第十五

断温病令不相染。

又方,密以艾灸病人床四角,各一壮,不得令知之,佳也。

十三、治寒热诸疟方第十六

治疟病方。

又方:大开口,度上下唇,以绳度心头,灸此度下头百壮,又灸脊中央五十壮,过发时,灸二十壮。

十四、治卒发癫狂病方第十七

治卒癫疾方。

灸阴茎上宛宛中三壮,得小便通,则愈。

又方:灸阴茎上三壮,囊下缝二七壮。

又方：灸两乳头三壮，又灸足大趾本蓑毛中七壮，灸足小趾本节七壮。

治卒狂言鬼语方。

针其足大拇趾爪甲下入少许，即止。

又方：以甑带急合缚两手，火灸左右胁，握肘头纹俱起，七壮，须臾，鬼语自道姓名，乞去，徐徐诘问，乃解手耳。

十五、治卒得惊邪恍惚方第十八

治卒中邪鬼，恍惚振噤方。

灸鼻下人中及两手足大指爪甲本，令艾丸在穴上各七壮。不止，至十四壮，愈。此事本在杂治中。

治女人与邪物交通，独言独笑，悲思恍惚者。

师往以针五枚内头髻中，狂病者则以器贮水，三赤新布覆之，横大刀于上，悉乃矜庄，呼见其人，其人必欲起走，慎勿听，因取一喷之，一呵视。三通，乃熟，拭去水，指弹额上近发际，问欲愈乎？其人必不肯答，如此二七弹乃答。欲因杖针刺鼻下人中近孔内侧，空停针，两耳根前宛宛动中停针，又刺鼻直上，入发际一寸，横针，又刺鼻直上入，乃具诘问，怜怜醒悟，则乃止矣。

十六、治中风诸急方第十九

治卒中急风，闷乱欲死方。

灸两足大趾下横纹中，随年壮。

若毒急不得行者，内筋急者，

灸内踝；外筋急者，灸外踝上，二十壮。

若眼上睛垂者。

灸目两眦后三壮。

若不识人者。

灸季胁头各七壮。此胁小肋屈头也。

不能语者。

灸第二椎或第五椎上，五十壮。

若眼反口噤，腹中切痛者。

灸阴囊下第一横理十四壮。

若狂走欲研刺人，或欲自杀，骂詈不息称鬼语者。

灸两口吻头赤肉际，各一壮。又灸两肘屈中，五壮。又灸背胛中间，三壮。

三日报灸三。仓公秘法,又应灸阴囊下缝三十壮。

若口喝僻者。

衔奏灸口吻口横纹间,觉火热便去艾,即愈。勿尽艾,尽艾则太过。若口左僻,灸右吻;右僻,灸左吻。又,灸手中指节上一丸,喝右灸左也。又有灸口喝法,在此后也。

十七、治卒风喑不得语方第二十

治卒失声,声噎不出方。

又方:针大椎旁一寸五分,又刺其下,停针之。

十八、治风毒脚弱痹满上气方第二十一

脚气之病,先起岭南,稍来江东,得之无渐,或微觉疼痹,或两胫小满,或行起忽弱,或小腹不仁,或时冷时热,皆其候也,不即治,转上入腹,便发气,则杀人。治之多用汤、酒、摩膏,种数既多,不但一剂,今只取单效用,兼灸法。

取好豉一升,三蒸三曝干,以好酒三斗渍之,三宿可饮。随人多少,欲预防不必待时,便与酒煮豉服之,脚弱其得小愈,及更营诸方服之,并及灸之。

若胫已满,捏之没指者。

其灸法,孔穴亦甚多,恐人不能悉皆知处,今止疏要者。必先从上始,若直灸脚,气上不泄则危矣。

先灸大椎。在项上大节高起者,灸其上面一穴耳。

若气,可先灸百会五十壮,穴在头顶凹中也。

肩井各一百壮。在两肩小近头凹处,指捏之,安令正得中穴耳。

次灸膻中,五十壮。

在胸前两边对乳胸厌骨解间,指按觉气翕翕尔是也。一云:正胸中一穴也。

次灸巨阙。在心厌尖尖四下一寸,以尺度之。

凡灸以上部五穴,亦足治其气。若能灸百会、风府、胃管及五脏腧,则益佳,视病之宽急耳。诸穴出《灸经》,不可具载之。

次乃灸风市百壮。在两髀外,可平倚垂手直掩髀上,当中指头大筋上,捻之,自觉好也。

次灸三里二百壮。以病人手横掩下并四指,名曰一夫指,至膝头骨下,指中节是其穴,附胫骨外边,捻之,凹凹然也。

次灸上廉,一百壮。又三里下,一夫。

次灸下廉,一百壮。又在上廉下,一夫。

次灸绝骨,二百壮。在外踝上三寸余,指端取踝骨上际,屈指头四寸便是,与下廉颇相对,分间二穴也。

此下一十八穴,并是要穴,余伏兔、犊鼻穴,凡灸此壮数,不必顿毕,三日中报灸合尽。

十九、治卒上气咳嗽方第二十三

治卒乏气,气不复,报肩息。

又方:度手拇指折,度心下,灸三壮,瘥。

治卒得咳嗽。

又方:从大椎下第五节下、六节上空间,灸一处,随年。并治上气。

又方:灸两乳下黑白肉际,各百壮,即愈。亦治上气。灸胸前对乳一处,须随年壮也。

二十、治卒身面肿满方第二十四

治卒肿满,身面皆洪大。

又方:灸足内踝下白肉三壮,瘥。

二十一、治卒大腹水病方第二十五

肿满者,

若唯腹大,下之不去,便针脐下二寸入数分,令水出孔合,须腹减乃止。

二十二、治卒胃反呕哕方第三十

葛氏,治卒干呕不息方。

又方,灸两腕后两筋中一穴,名间使,各七壮。灸心主尺泽,亦佳。

二十三、治卒患腰胁痛诸方第三十二

葛氏,治卒腰痛诸方,不得俯仰方。

正立倚小竹,度其人足下至脐,断竹,及以度后,当脊中,灸竹上头处,随年壮。毕,藏竹,勿令人得矣。

胁痛如打方。

又方,去穷骨上一寸,灸七壮,其左右一寸,又灸七壮。

治反腰有血痛方。

捣杜仲三升许,以苦酒和涂痛上,干复涂,并灸足踵白肉际,三壮。

治臀腰痛。

又方,灸腰眼中,七壮。

治胁卒痛如打方。

以绳横度两乳中间,屈绳从乳横度,以趁痛胁下,灸绳下屈处,三十壮,便愈。此本在杂治中。

二十四、治脾胃虚弱不能饮食方第三十四

治卒得食病,似伤寒,其人但欲卧,七八日不治杀人方。

按其脊两边有陷处,正灸陷处两头,各七壮,即愈。

二十五、治痈疽妒乳诸毒肿方第三十六

葛氏疗奶发,诸痈疽发背及乳,方。

比灸其上百壮。

姚方,若发肿至坚,而有根者,名曰石痈。

当上灸百壮,石子当碎出。不出者,可益壮。痈,疽,瘤,石痈,结筋,瘰疬,皆不可就针角。针角者,少有不及祸者也。

灸肿令消法。

取独颗蒜横截厚一分,安肿头上,炷如梧桐子大,灸蒜上百壮,不觉消,数数灸,唯多为善,勿令大热。但觉痛即擎起蒜,蒜焦更换用新者,不用灸损皮肉。如有体干,不须灸。余尝小腹下患大肿,灸即瘥,每用之,则可大效也。

一切毒肿,疼痛不可忍者。

搜面团肿头如钱大,满中安椒,以面饼子盖头上,灸令彻痛,即立止。

二十六、治卒阴肿痛颓卵方第四十二

葛氏,男子阴卒肿痛方。

灸足大趾第二节下横纹理正中央,五壮,佳。姚云,足大趾本,三壮。

小儿阴疝,发时肿痛。

依仙翁前灸法,随左右灸,瘥。

灸颓。

但灸其上,又灸茎上,又灸白小腹脉上,及灸脚大趾三中,灸一壮。又灸小

指头,随颊左右着灸。

二十七、治卒有猘犬凡所咬毒方第五十四

疗猘犬咬人方。

先嗍却恶血,灸疮中十壮,明日以去。日灸一壮,满百乃止。姚云,忌酒。

二十八、治卒毒及狐溺棘所毒方第五十五

马嚼人作疮,有毒,肿热疼痛方。

又方,灸疮及肿上,瘥。

二十九、治卒青蛙蝮蚍众蛇所螫方第五十六

徐王,治蛇毒方。

又方,嚼盐唾上讫,灸三壮。复嚼盐,唾之疮上。

一切蛇毒。

急灸疮三五壮,则众毒不能行。

三十、治蛇疮败蛇骨刺人入口绕身诸方第五十七

蛇入人口中不出,方。

艾灸蛇尾,即出,若无火,以刀周匝割蛇尾。截令皮断,乃将皮倒脱,即出,《小品》同之。

三十一、治卒中射工水弩毒方第六十五

江南有射工毒虫,一名短狐,一名蜮。常在山间水中,人行及水浴。此虫口中横骨角弩,唧以射人形影则病,其诊法。

初得或如伤寒,或似中恶,或口不能语,或恶寒热,四肢拘急,旦可暮剧。困者三日,齿间血出,不疗即死。

其中人有四种,初觉则遍身体视之。其一种正黑如墨子,而绕四边者人或犯之如刺状。其一种作疮,疮久即穿陷。一种突起如石之有棱。其一种如火灼人肉,熛起作疮。此种最急,并皆杀人。居溪旁隰地,天大雨,或逐人行潦流入人家而射人。又当养鹅鸭,亦可以食,人行将纯白鹅以辟之。白鸭亦善,带好生犀角,佳也。

若见身中有此四种疮处,便急疗之。

急周绕遍,去此疮边一寸,辄灸一处百壮,疮亦百壮则瘥。

又方,葫蒜,令敷以搨疮上,灸蒜上千壮,瘥。

三十二、治卒中沙虱毒方第六十六

又疗沙虱毒方。

以大蒜十片,着热灰中,温之令热。断蒜及热拄疮上,尽十片,复以艾灸疮上,七壮则良。

已深者,针挑取虫子,正如疥虫,着爪上映光方见行动也。若挑得,便就上灸三四壮,则虫死病除。

第 二 章
陈自明针灸论

陈自明(约1190—1270),字良甫(一作良父),南宋临川人,我国医学史上一位杰出的妇产科专家。著有《妇人大全良方》《外科精要》等。

《妇人大全良方》自序:"世无难治之病,有不善治之医;药无难代之品,有不善代之人。"显示其对病人极端负责的精神。《妇人大全良方》集中表现陈自明在妇产科方面的成就与贡献,全书分成调经、众疾、求嗣、胎教、妊娠、坐月、产难、产后等八门,每门列述若干病证,总共二百六十余论,论后附方,内容丰富,纲举目张,集宋以前妇产科学之大成。陈氏认为带下的病因不仅是风邪客入胞门,而且与人体脏腑、经络有关。并根据带下的五色与五脏之关系认为:"若伤足厥阴肝之经,其色则青如泥色;若伤手少阴心之经,其色赤如红津;若伤手太阴肺之经,其色则白形如涕;若伤足太阴脾之经,则其色黄如烂瓜;若伤足少阴肾之经,则其色黑如虾血。"这种以颜色来辨妇人带下病证成为后世诊断妇女带下病的先驱。《妇人大全良方》有关针灸论述主要有妊娠月份与经脉关系及针灸禁忌。其中记载的灸右脚小指尖头三壮艾炷如小麦大的催生方,临床上广泛应用。

《外科精要》对痈疽的病因、病机、诊断、治疗等,都作了全面而精要的说明。陈自明认为外科疮疡病见于外表,根于内脏。故其非常重视整体治疗,主张针药兼施,内外合治。外施针灸"以泄毒气",内服汤药"把定脏腑"。陈自明非常重视灸法,将灸法推广运用于外科疾病,为外科用灸积累了丰富的经验。《外科精要》开篇即论灸法,该书中有十篇灸疗方面的专论;其主张应用的灸法有直接灸、隔物灸、骑竹马灸法等,书中记载隔蒜灸有十余处,并论述了痈疽热毒用灸理论:盖此二穴,心脉所过之处,凡痈疽皆心火留滞之毒,灸此则心火流通,而毒散矣。专门介绍"骑竹马灸法":先令病人以肘凭几……却用竹杠一条,令病人脱衣骑定……各量一则尽处,即是灸穴。两穴各灸五壮或七壮止,不可多灸。陈氏还主张痈疽不论早期还是后期,脓未形成或脓已形成,脓肿未破溃或已破溃,均可用不同的类型和灸法进行治疗。陈氏灸法独特多样,还有蒜饼灸、铺艾灸、桑枝灸等,开创了盱江医学重灸的鲜明风格。

第一节 《妇人大全良方》针灸论

一、妇人热入血室方论第十

妇人伤风,发热恶寒,经水适来,得之七八日,热除脉迟,身凉,胸胁下满如结胸状,谵语者,此为热入血室也。当刺期门穴,随其实而取之。期门穴在乳直下筋骨近腹处是也。凡妇人病,法当刺期门,不用行子午法,恐缠脏膜引气上,但下针令病人吸五吸,停针良久,徐徐出针,此是平泻法也。凡针期门,必泻勿补,可肥人二寸,瘦人寸半深也。

二、胎教门 妊娠总论第一

夫妇人妊娠十月,其说见于古书有不同者多矣。按《巢氏病源》论妇人妊娠,一月名始胚,足厥阴脉养之。二月名始膏,足少阳脉养之。三月名始胎,当此之时,血不流行,形象始化,未有定仪,见物而变……手心脉养之。四月始受水精以成血脉,手少阳脉养之。五月始受火精以成其气,足太阴脉养之。六月始受金精以成其筋,足阳明脉养之。七月始受木精以成其骨,手太阴脉养之。八月始受土精以成肤革,手阳明脉养之。九月始受石精以成毛发,足少阴脉养之。十月五脏六腑、关节、人神皆备,此其大略也……尝试推巢氏所论妊娠脉养之理,若足厥阴肝脉也,足少阳胆脉也,为一脏腑之经,余皆如此。且四时之令,必始于春木,故十二经之养始于肝也,所以一月、二月。手心主心胞络脉也,手少阳三焦脉也,属火而夏旺,所以胎养在三月、四月也。属手少阴心、手太阳小肠者,以君主之官,无为而尊也。足太阴脾脉也,足阳明胃脉也,属土而旺长夏,所以养胎而五月、六月。手太阴肺脉也,手阳明大肠脉也,属金而旺秋,所以养胎在七月、八月。足少阴肾脉也,属水而旺冬,所以养胎在九月。又况母之肾脏系于胎,是母之真气、子之所赖也。至十月,儿于母腹之中,受足诸脏气脉所养,然后待时而生。

三、妊娠门 妊娠随月数服药及将息法第一

又妊娠一月,足厥阴脉养,不可针灸其经。足厥阴内属于肝,肝主筋及血。一月之内,血行否涩,不为力事,寝心安静,毋令恐畏。

又妊娠二月,足少阳脉养,不可针灸其经。足少阳内属于胆,胆主精。二月之时,儿精成于胞里,当谨护勿惊动。

又妊娠三月,手心主脉养,不可针灸其经。手心主内属于心,无悲哀,无思虑、惊动。

又妊娠四月,手少阳脉养,不可针灸其经。手少阳内输三焦,四月之时,儿六腑顺成。当静形体,和心志,节饮食。

又妊娠五月,足太阴脉养,不可针灸其经。足太阴内输于脾,五月之时,儿四肢成,无太饥,无甚饱,无食干燥,无自炙热,无太劳倦。

又妊娠六月,足阳明脉养,不可针灸其经。足阳明内属于胃,主其口目。六月之时,儿口目皆成,调五味,食甘美,无大饱。

又妊娠七月,手太阴脉养,不可针灸其经。手太阴内属于肺,肺主皮毛。七月之时,儿皮毛已成。无大言,无号哭,无薄衣,无洗浴,无寒饮。

又妊娠八月,手阳明脉养,不可针灸其经。手阳明内属于大肠,大肠主九窍。八月之时,儿九窍皆成。无食燥物,无辄失食,无忍大起。

又妊娠九月,足少阴脉养,不可针灸其经。足少阴内属于肾,肾主续缕。九月之时,儿脉续缕皆成,无处温冷,毋着炙衣。

妊娠十月,五脏俱备,六腑齐通,纳天地气于丹田,故使关节、人神皆备,但俟时而生。

四、妊娠数堕胎方论第一

《千金》疗妊娠二个月数堕胎法,灸膝下一寸,七壮。

五、妊娠中风方论第一

治妊娠因感外风,如中风状,不省人事。

熟艾(三两)

上以米醋炒,令极热,乘热以绢帛裹,熨脐下,良久即省。

六、催生方论第三

张文仲疗横生、逆产,服诸符药不捷者

灸右脚小指尖头三壮,艾炷如小麦大。

第二节　《外科精要》针灸论

一、疗发背痈疽灸法用药第一

经云:诸痛痒疮疡,皆属心火。前辈又谓痈疽多生于丹石房劳之人。凡人年四十以上,患发背等疮,宜安心早治。此症如虎入室,御而不善,必至伤人。宜先用内托散,次用五香连翘汤,更以骑竹马法,或隔蒜灸,并明灸足三里,以发泄其毒。

附治验

一儒者患背疽,肿焮痛甚,此热毒蕴结而炽盛。用隔蒜灸而痛止,服仙方活命饮而肿消,更与托里药而溃愈。

二、痈疽灸法论第三

陈无择云:痈则皮薄肿高,疽则皮厚肿坚,初发并宜灼艾。惟痈脓成则宜针,疽脓成则宜烙,当审察其症,疏利其毒,补托其里。然痈疽冠于杂病之首,治失次序,多致枉夭,故集得效灸法,以贻学者,庶不致妄投也。

三、骑竹马灸法第四

治一切疮疡,即用此法,无有不愈。其法令病人以肘凭几,竖臂腕要直,用篾一条自臂腕中曲处横纹,男左女右,贴肉量起,直至中指尖尽处截断为则,不量指甲。却用竹杠一条,令病人脱衣,正身骑定,前后用两人扛起,令病者脚不着地,又令二人扶之,勿令伛偻。却将前所量臂篾,从竹杠坐处,尾骶骨尽处,直贴脊背,量至篾尽处为则,用墨笔点定,此只是取中,非灸穴也。却用薄篾作则子,量病患中指节,相去两横纹为则,男左女右,截为一则,就前所点记处两边,各量一则,尽处即是灸穴。两穴各灸五七壮。疽发于左则灸右;疽发于右则灸左;甚则左右皆灸。盖此二穴,心脉所过之处,凡痈疽皆心火留滞之毒,灸此则心火流通,而毒散矣。起死回生之功,屡试屡验。

愚按:前症若毒既解,而肌肉不生,当求其属而补之。

四、论隔蒜灸得效第五

李氏云:治疽之法,灼艾之功胜于用药,盖使毒气外泄。譬诸盗人人家,当开户逐之。不然,则入室为害矣。凡疮初发一二日,须用大颗独蒜切片三分厚,贴疮顶,以艾隔蒜灸之,每三壮易蒜,痛者灸令不痛,不痛者灸之令痛,疮溃则贴神异膏。如此则疮不开大,肉不败坏,疮口易敛,一举三得。此法之妙,人所罕知。若头项见疮,则不可用此法。

愚谓疮疡之症,有诸中必形诸外,在外者引而拔之,在内者疏而下之。苟或毒气郁结,瘀血凝滞,轻者药可解散,重者药无全功,是以灼艾之功为大。凡灸法,未溃则拔引郁毒,已溃则补接阳气。每治四肢患疮,气血无亏者,只以前法灸之皆愈。若中气虚弱,不灸而服败毒之药,复伤中气,未有不败者也。其头项患者,亦宜灸之,但艾炷宜小,而少其壮数为善。

五、背疽肿漫寻头灸法第六

李氏云:凡患背疽,漫肿无头者,用湿纸贴肿处,但一点先干处,乃是疮头。可用大蒜十颗,淡豉半合,乳香钱许,研烂置疮上,铺艾灸之,痛否皆以前法为度。

六、蒜饼施用分其轻重第七

伍氏曰:凡用蒜饼灸者,盖蒜味辛温有毒,主散痈疽,假火势以行药力。有只用艾炷灸者,此可施于顽疽痼发之类。凡赤肿紫黑毒甚者,须以蒜艾同灸为妙。

愚按:前法诚有回生之功。若顽疮痼疾,脾胃虚弱,营气不能滋养患处,以致寒邪内袭而不愈,宜用小艾炷频灸疮口,以祛寒邪,补接营气。其内补之法说,见首论及三十二论。

七、灸法要论第八

伍氏方论曰:夫痈疽发背,皆有所因,前篇言之详矣。凡初觉赤肿,先从背脊骨第二陷中两傍,相去同身寸各一寸五分,名热腑穴,二处各灸七壮,此能疏泄诸阳热气,永无痈疽之苦。或隔蒜灸,不论壮数,则邪无所容,而真气不损。但头项见疮,宜用骑竹马法及足三里灸之。

史氏引证

甲戌年,疡医常器之,诊太学史氏之母云:内有蓄热,防其作疽。至辛巳六月,果背胛微痒,疮粒如黍,灼艾即消,隔宿复作。用膏药覆之,晕开六寸许,痛不可胜,归咎于艾。适遇一僧,自云病疮甚危,尝灸八百余壮方苏。遂用大艾壮如银杏者,灸疮头及四傍各数壮,痛止,至三十余壮,赤晕悉退。又以艾作团,如梅杏大者四十壮,乃食粥安寝,疮突四寸,小窍百许,患肉俱坏而愈。

愚按:灼艾之法,必使痛者不痛,不痛者痛,则其毒随火而散。否则,非徒无益,而又害之。

附治验

秋官高竹真,患背疽,色黯坚硬,重如负石,神思昏愦可畏。其亲廷评郑沙村请同往治。郑云:竹真先任湖广某县时,以某河涉险不便,竹真为整治有功。其民为立生祠,凡渡河者,无不祷祭。竹真患此,悉疑立祠致祟。余曰:不然,病因元气虚寒,积毒炽盛所致。遂以杵蒜摊患处,用钱大艾炷灸二十余壮,尚不知。乃摊蒜补艾灸,亦不知。乃着肉灸,良久方知。再灸方痛,内服参附大补之剂而起。

八、痈疽灼艾痛痒论第九

伍氏曰:凡治痈疽发背疔疮,不痛者,必灸使痛,痛者,必灸使不痛。若初灸即痛者,由毒气轻浅,灸而不痛者,乃毒气深重,悉宜内服追毒排脓,外敷消毒之药。大抵痈疽不可不痛,又不可大痛,闷乱不知痛者,难治。

愚按:前论惟疔疮一症,其状不一,其色不同,或如小疮,或如水泡,或作痛,或麻木,或有红丝,或寒热头疼,或呕吐恶心,或肢体拘急,其候多端。非前灸法并解毒之剂,卒难济事。若不省人事,或牙关紧急者,即以夺命丹为末灌之。若生两足,多有红丝至脐;生于两手,多有红丝至心;生于唇面,多有红丝入喉,俱难治。若针其红丝出血,多有生者。若患于肢末之处,毒愈凝滞,药难导达,艾灸之功为大。如妄服疏利之剂,耗损真气,不惟无以去毒,而害反随之矣。

附治验

操江都宪张恒山,左足次指患之,痛不可忍。急隔蒜灸三十余壮,即将举步。彼欲速愈,自敷凉药,遂致血凝肉死,毒气复炽。再灸百壮,服活命饮,出紫血,其毒方解。脚底通溃,腐筋烂肉甚多,将愈,予因考绩北上。又误用生肌药,反助其毒,使元气亏损,疮口难敛。予回,用托里药补之,喜其禀实,且客处,至三月余方瘥。

表甥居富,右手小指患之。或用针出血,敷以凉药,掌指肿三四倍,六脉洪大,此真气夺则虚,邪气胜则实也。先以夺命丹一服,活命饮二剂,势稍缓,余因他往。或又遍刺出血,肿延臂腕如大瓠,手指肿大数倍,不能消溃,乃真气愈虚,邪气愈盛。余回,用大剂参芪归术之类,及频灸遍手,肿势渐消。后大便不实,时常泄气,此元气下陷。以补中益气汤加补骨脂、肉豆蔻、吴茱萸、五味子,又以生脉散代茶饮,大便渐实,手背渐溃,又用大补药五十余服渐愈。

九、脑疽灸法第十

李氏云:脑疽及颈项有疽,不可用隔蒜灸,恐引毒上攻,宜灸足三里穴五壮,气海穴三七壮,仍服凉血化毒之药,或以骑竹马穴法灸之。凡头项咽喉生疽,古法皆为不治,若用此法,多有生者。如五香连翘漏芦等汤,国老膏、万金散,皆可选用。

愚按:前症属膀胱经,或湿热上壅,或阴火上炎。若因湿热,则病气有余,元气不足,当用黄连消毒散以除湿毒,用补中益气汤以滋化源。若因阴火,则元气病气俱不足,当用补中益气汤及六味地黄丸,以滋肾水。若肾水干涸,中传末症,急用加减八味丸及补中益气汤,以固根本,引火归源。若色黯不溃,或溃而不敛,名曰脑烁,不治。大凡肿焮痛甚,宜活命饮,隔蒜灸之,解散瘀血,拔引郁毒,但艾炷宜小而少。若欲其成脓腐溃,生肌收敛,并用托里为主。

十、痈疽叙论第十三

论曰:痈疽之症,若七情亏损,气血经络壅结而成者,属内因。若六淫外侵,气血受伤,寒化而为痈者,属外因。若服丹石补药、膏粱酒面、房劳所致者,属内外因也。又曰:阴滞于阳则发痈,阳滞于阴则发疽,脉浮洪滑数为阳,沉缓迟涩为阴,阴则热治,阳则冷治,初觉宜清热拔毒,已溃宜排脓止痛,故用远志、大黄、甘草,此三因之法也。治当寒者温之,热者清之,虚者补之,实者泻之,导之以针石,灼之以艾炷,破毒溃坚,各遵成法,以平为期。

十一、《素问》良用要论第十四

《素问》云:阳气凑袭,寒化为热,热甚则肉腐为脓。凡发背多因服金石而发者,有因上代曾服而发者。其候多发于脾,起如粟,或痛或痒,多致不救。外面如拳(古人云:外面如麻,里面如瓜),有数十孔,以手按之,诸孔出脓,寻时失喑。凡有此症,可用净土,水调,量大小作饼,厚分许,以艾炷灸之。内服五香连翘汤,及铁浆醋调蚌壳灰涂之,更以骑竹马法灸之,甚良。

十二、《千金》良用备要方论第十五

《千金》云:痈疽始作,或大痛,或小痛,或发如米粒,即便出脓。宜急断口味,利去其毒,用骑竹马灸法,或就患处灼艾,重者四面中央,总灸一二百壮,更贴寒药,其效甚速。

十三、治痈疽用药大纲第十八

李氏云:余之所着方论,靡不周备,但欲使治者一一玩味,次第用之,无有不效。今略书用药要领节次于后:

一、初患痈疽,便服内托散,以免后来口舌生疮,仍用骑竹马或隔蒜灸。

十四、辨痈疽阴阳浅深缓急治法第二十五

曾氏云:凡痈疽其脉浮数洪紧,肿焮作痛,身热烦渴,饮食如常,此六腑不和,毒发于外而为痈。其势虽急,投以凉剂,多保全生。其脉沉细伏紧,初发甚微,或无疮头,身不热而内躁,体重烦疼,情绪不乐,胸膈痞闷,饮食无味,此五脏不和,毒蓄于内而为疽。急投五香连翘汤,甚者转毒散、神仙截法、黄矾丸、国老膏,防托毒气,免致变症内攻,尤宜当头隔蒜灸。若涂毒药,迷其腠理;投诸凉药,虚其真气。故其善恶之症,在乎医之工拙耳。或气噫痞塞,咳逆身冷,自汗、目瞪耳聋,恍惚惊悸,语言颠倒,皆恶症也。五善见三则瘥,七恶见四则危,五善并至则善无以加,七恶并臻则恶之剧矣。

附治验

邻人苏子遇之内,左手指患疔,麻痒,寒热恶心,左半体皆麻,脉数不时见。余曰:凡疮不宜不痛,不可大痛,烦闷者不治,今作麻痒,尤其恶也。用夺命丹二服,不应,又用解毒之剂,麻痒始去,乃作肿痛。余曰:势虽危,所喜作痛,但毒气无从而泄。欲针之,适值望日,其家俱言尻神,不从,势愈肿甚。余强针之,诸症顿退,又用解毒之剂,其疮全愈。

辛丑孟夏,余至四明,有屠寿卿氏,当门齿忽如所击,痛不可忍,脉洪大而弦。余曰:弦洪相搏,将发疮毒也。先用清胃散,加白芷、银花、连翘一剂,痛即止。至晚,鼻上发一疮,面肿黯痛,用前药加犀角一剂,肿至两额,口出秽气,脉益洪大,恶寒内热,此毒炽血瘀,药力不能敌也。乃数砭患处出紫血,服犀角解毒之剂,翌日肿痛尤甚,乃砭患处与唇上,并刺口内赤脉,各出毒血,再服前药至数剂而愈。

十五、形症逆顺务在先明第二十八

论曰：痈疽溃后，形有逆有顺。白睛黑小，一恶也；不能下食，纳药而呕，食不知味，二恶也；伤痛渴甚，三恶也；体项不便，四肢沉重，四恶也；声嘶色脱，唇鼻青黑，面目浮肿，五恶也；烦躁时嗽，腹痛渴甚，泻利无度，小便如淋，六恶也；脓血大泄，肿痛尤甚，脓色败臭，七恶也；喘粗气短，恍惚嗜卧，八恶也；未溃黑陷，面青唇黑，便污，九恶也；气噎痞塞，咳嗽身冷，自汗无时，目瞪耳聋，恍惚惊悸，语言颠倒，十恶也。又脑为诸阳所会，颈项近咽喉、肾俞，皆致命之所，俱不可灼艾。

十六、发背治贵在早论第二十九

伍氏曰：夫痈发背者，皮薄肿高，多有椒眼数十粒。疽发背者，皮肤顽硬，壮如牛颈之皮，二症皆宜灼艾。痈成脓则宜针。其针当以马衔铁为之，形如韭叶样，两面皆利，可以横直裂开五六寸许，取去毒血，其病顿轻，须先灸而后裂。可服神仙追毒丸，利去毒根，次服排脓托里等药调治。疽成脓则宜烙，用银篦大寸许，长六寸，烧赤频烙患处，以脓出为效。大抵痈疽难于诸科，非心传契妙，其可以易治耶。

愚按：前症，若气血充实，其脓既成，宜速针之，勿药可愈。若气血亏损，脓不能出，成脓出反痛，须托里养胃，庶保终吉。

十七、疮出未辨用津润墨围论第三十

伍氏曰：但觉背两胛间赤痒肿痛，或有白粒，且以津唾时润令湿，切勿抓破。大抵在背微有赤肿点，或因抓破入浴犯水，或因饮酒脍炙而作，初未辨症，且以津润，时用墨围之。若肿赤，急就围中灼艾最善。人皆疑以火热太过，多致延漫，误者众矣。

愚按：疽发背胛，若有瘀肉腐烂，脓水淋漓，肿痛仍作者，此处有筋一层间隔，内脓不出故也，宜用针引之。老弱者若待其自溃，多致不救，治者审之。

附治验

水部曹文兆，背胛患之，半月余，疮头如粟且多，内痛如刺，其脉歇止。此元气虚而疽蓄于内，非灸不可。遂灼二三十余壮，余以六君加藿香、归数剂，疮势渐起，内痛顿去，胃脉渐至。但疮色紫，瘀肉不溃，此阳气虚也。燃桑枝灸患处，以解散其毒，补接阳气，仍以前药，加参、芪、归、桂，色赤脓稠，瘀肉渐腐，两月而愈。夫邪气沉伏,真气怯弱,不能起发,须灸而兼大补。若投以常药,待其自溃,鲜有不误者。

十八、看色灼艾防蔓论第三十一

伍氏曰:疮肿赤色,按之色不变者,此脓已成矣。按之随手赤色者,其亦有脓也。按之白者,良久方赤,此游毒已息,可就赤白尽处灸断,赤肿自消。凡痈疽,以手按之,若牢鞕,未有脓也。若半软半鞕,已有脓也。又按肿上,不热者为无脓。热甚者为有脓,宜急破之。

愚按:疮疡毒气已结而不发者,法当补其血气,使脓速成而针之。其脓既溃,宜培养脾胃以生肌敛口。大凡疮疡脓血既溃,当大补血气为先,虽有他症,当以末治。

附治验

二守施希禄,项患毒,脓已成,因畏针,焮延至胸,色赤如霞,其脉滑数,饮食不进,月余不寐,肢体甚倦。此气血虚,而不能溃也。余针之,肿出即睡,觉而思食,用托里药,两月而愈。

州守胡延器,脓熟不溃,倦怠发热。余为针之,脓遂涌出,已而发热恶寒,大渴不止,此虚之极也。服人参黄芪汤二剂,热愈甚,又二剂始应。再以当归补血汤数剂渐痊。

十九、论疮口冷涩难合第三十二

治痈久不合,其肉白而脓少者,此气血俱虚,不能潮运,而疮口冷涩也。每日用艾叶一把煎汤,避风热洗,及烧松香烟熏之,更以神异膏贴之,必须守禁调理,否则不效。

愚按:前症,果因寒邪凝滞气血,不能荣卫,宜用斯法祛散寒邪,补接阳气,其功甚大。若因血气虚弱,不能潮会疮口,必用补脾胃生气血为善。丹溪先生云:诸经惟少阳、厥阴之生痈疽,宜预防之,以其多气少血也。血少而肌肉难长,疮久未合,必成败症。苟反用驱利毒药,以伐其阴分之血,祸不旋踵矣。

附治验

大尹都承庆,患附骨疽,内痛如锥,外色不变,势不可消。喜其未用寒剂,只因痛伤胃气,而不思饮食,用六君子汤治之,饮食少进。更以十全大补,二十余剂而脓成,针去。仍以大补汤倍用参、芪、归、术,加麦门、五味、远志、贝母,数服,脓渐止,而疮亦愈。按二症,盖因湿热滞于肉理,真气不能运化。其始治宜实脾土,和气血,隔蒜灸,而疽自消矣。

附治验

黄汝耘,患发背,用生肌药益溃,大便泄泻,其脉微缓。余谓脾胃虚,先用二神丸以止其泻,次用大补药以固其本,更用猪蹄汤洗患处,用黄芪末以涂其外。喜其初起曾用艾灸,毒不内攻,两月而愈。

二十、论痈疽成漏脉例第五十四

经云:陷脉为漏,留连肉腠。盖脉得寒则下陷,凝滞肌肉,故曰留连肉腠。是为冷漏,须用陷脉散、桂附丸温补之。

愚按:疮疡为漏,皆因元气不足,营气不从,逆于肉里,或寒气相搏,稽留血脉,腐溃既久,阳气虚寒,外邪乘虚下陷,即成是患。若治其初患,当内用参、芪、归、术温补脾胃,外用桑枝、葱熨接阳气,使自消散。若久而不能成脓,亦用前二法补助以速之。若脓既成而不溃,用艾于当头灸数炷以出之,却服十全大补汤。患者又当慎起居,节饮食,庶几收敛。若用冷针开刺,久而内出青脓,外色黑黯,或误用生肌散速其收敛,反助其邪,必成败症。

愚按:疮伤之症,若气血壮实,脓成不溃者,宜用替针丸以泄其毒,则肌肉易生,疮口易敛。若气血亏损,须用甘温之剂以培根本,否则不惟脓不溃出,且难收敛。若附骨疽及紧要之地,当及时针砭为善。

二十一、拾遗（附）

崔氏方　治手足甲疽,或因修甲伤肉,或因损足成疮,溃烂上脚,用绿矾置铁板上煅沸,色赤如溶金色者为真,沸定取出,研末,以盐汤洗搽之。

愚按:前症即脱疽也。此方固有良验,尤当调元气为善。大抵此症,先因醇酒炙煿膏粱厚味伤脾,或房劳亏损肾水,故有先渴而后患,有先患而后渴者。若色赤作痛自溃,可治;色黑不溃,不治。色赤作痛者,先用隔蒜灸,活命饮、托里散,再用十全汤、大补汤加减八味丸;色黯不痛者,隔蒜灸,桑枝灸,亦用十全大补汤加减八味丸,则毒气不致上侵,元气不至亏损,庶可保生。亦有因修手足口咬等伤者,若元气怯弱,或犯房事,外涂寒凉,内服克伐,损伤脾胃,患处不溃,色黯上延,亦多致死。重者须解去,当以脚力转解周骱,轻拽之,使筋随骨出,而毒得泄。否则毒筋内断,仍上溃,虽去无益。且偏僻之处,气血罕到,药难导达。况攻毒之剂,先伤脾胃,反损元气,不若灸法为良。重者须解去为善。故孙真人云,在肉则割,在指则截。虽亲之遗体不忍毁伤,然不如连则势必至于夭殁,亦非体亲之心也。况患处已坏,虽解不痛,又何惮而不为乎? 女子亦有此患,多因郁怒亏损肝脾所致。治法当与前同,患者知之。

二十二、疮疡隐括关键处治之法

疮疡用针,当辨生熟浅深。若小按即痛者,脓浅也。大按方痛者,脓深也。按之而不复起者,脓未成也。按之而即起者,脓已成也。若脓生而即针,则徒泄其气血,而脓反难成。若脓熟而不针,则腐溃益深,疮口难敛。若疮深而针浅,则内脓不出,外血反泄。若疮浅而针深,则内脓虽出,良肉反伤。其元气虚弱,必先补而后针,不论尻神。若脓出而反痛,或烦躁呕逆,皆由血气亏损,宜急补之。不论尻神者,盖因患处已溃故也。

第 三 章

席弘《席弘赋》针灸论

席弘（约1300年前后），字宏远，号梓桑君，南宋临川人，著名针灸学家。关于《席弘赋》的作者，有两种说法：其一为席弘所著，原著已佚，其门人补辑；另一种为席弘的门徒根据席弘的学术思想编写而成。

席弘家传针灸十二代：席弘（一世），席灵阳（二世），席玄虚（三世），席洞玄（四世），席松隐（五世），席云谷（六世），席素轩（七世），席雪轩（八世），席秋轩（九世），席顺轩（十世），席肖轩（十世），席天章（十一世），席伯珍（十二世）。当传至第十代孙席肖轩时，又传徒陈宏纲。陈宏纲，名会，字善同，号宏纲，江西丰城人。陈宏纲传徒24人，主要为江西人，还有广东、四川、安徽、江苏等地人，传播颇广。其中南昌刘瑜、刘瑾兄弟两人一起从学，尤以刘瑾学得最为出色。当时明太祖朱元璋第十七子朱权居于南昌，爱好针灸，访得陈会传人刘瑾，从而学习并倡导针灸，出版《神应经》及其编著的《乾坤生意》《寿域神方》《臞仙活人心法》等，对传播针灸医学起了积极的作用，使席弘一派针道得以远扬。

《席弘赋》首载于《针灸大全》，其后《针灸大成》《针灸全书》《针灸聚英》亦转载，是席弘针灸学术思想的重要反映。赋文仅61句，共854字，但字简义宏，内容博大精深。其内容包括补泻针法及针灸配穴两方面，以及作者对配穴选穴和使用经外奇穴的经验，不仅反映了南宋以前的针灸学术成就，而且集中体现了当时江西地区针灸学术特色及其家学特点。一是选穴少且涉及广，《席弘赋》中所用腧穴共计100余穴，论述病症50余种，涉及内、外、妇、儿、五官等科，且每种病用穴1~3个，如"心疼手颤少海间，若要除根觅阴市"。二是善于将经脉起止穴用于急、难、危、重病证的治疗，用起止穴位来激发和振奋人体的经气，达到治疗的目的。同时注重特定穴的运用，擅长使用五输穴和募穴治疗相应的脏腑疾病，如《席弘赋》中所言"倘若膀胱气未散，更宜三里穴中寻""小便不禁关元好"等。三是创造了"平补平泻"法，"如患赤目等疾，明见其邪热所致，可专行泻法，其余诸疾，只宜平补平泻，须先泻后补，谓之先泻其邪，后补真气，此乃先师不传之秘诀也"。四是注重捻转补泻、子午补泻、呼吸补泻。《席弘赋》谓："补自卯南转针高,泻从卯北莫辞劳,逼针泻气便须吸,若补随呼气自调,左右捻针寻子午,抽针泻气自迢迢。"

席弘的许多针灸学术思想及其治疗方法仍在现代针灸临床中广泛运用。

凡欲行针须审穴,要明补泻迎随诀。

胸背左右不相同,呼吸阴阳男女别。

气刺两乳求太渊,未应之时泻列缺。

列缺头疼及偏正,重泻太渊无不应。

耳聋气痞听会针,迎香穴泻功如神。

谁知天突治喉风,虚喘须寻三里中。

手连肩脊痛难忍,合谷针时要太冲。

曲池两手不如意,合谷下针宜仔细。

心疼手颤少海间,若要除根觅阴市。

但患伤寒两耳聋,金门听会疾如风。

五般肘痛寻尺泽,太渊针后却收功。

手足上下针三里,食癖气块凭此取。

鸠尾能治五般痫,若下涌泉人不死。

胃中有积刺璇玑,三里功多人不知。

阴陵泉治心胸满,针到承山饮食思。

大杼若连长强寻,小肠气痛即行针。

委中专治腰间痛,脚膝肿时寻至阴。

气滞腰疼不能立,横骨大都宜救急。

气海专能治五淋,更针三里随呼吸。

期门穴主伤寒患,六日过经犹未汗。

但向乳根二肋间,又治妇人生产难。

耳内蝉鸣腰欲折,膝下明存三里穴。

若能补泻五会间,且莫逢人容易说。

睛明治眼未效时,合谷光明安可缺。

人中治痫功最高,十三鬼穴不须饶。

水肿水分兼气海,皮内随针气自消。

冷嗽先宜补合谷,却须针泻三阴交。

牙齿肿痛并咽痹,二间阳溪疾怎逃。

更有三间肾俞妙,善除肩背消风劳。

若针肩井须三里,不刺之时气未调。

最是阳陵泉一穴,膝间疼痛用针烧。

委中腰痛脚挛急,取得其经血自调。

脚痛膝肿针三里,悬钟二陵三阴交。

更向太冲须引气,指头麻木自轻飘。

转筋目眩针鱼腹,承山昆仑立便消。

肚疼须是公孙妙,内关相应必然瘳。

冷风冷痹疾难愈,环跳腰间针与烧。

风府风池寻得到,伤寒百病一时消。

阳明二日寻风府,呕吐还须上脘疗。

妇人心痛心俞穴,男子疝癖三里高。

小便不禁关元好,大便闭涩大敦烧。

髋骨腿疼三里泻,复溜气滞便离腰。

从来风府最难针,却用工夫度浅深。

倘若膀胱气未散,更宜三里穴中寻。

若是七疝小肠痛,照海阴交曲泉针。

又不应时求气海,关元同泻效如神。

小肠气撮痛连脐,速泻阴交莫待迟。

良久涌泉针取气,此中玄妙少人知。

小儿脱肛患多时,先灸百会次鸠尾。

久患伤寒肩背痛,但针中渚得其宜。

肩上痛连脐不休,手中三里便须求。

下针麻重即须泻,得气之时不用留。

腰连膝肿急必大,便于三里攻其隘。

下针一泻三补之,气上攻噎只管在。

噎不在时气海灸,定泻一时立便瘥。

补自卯南转针高,泻从卯北莫辞劳。

逼针泻气便须吸,若补随呼气自调。

左右捻针寻子午,抽针泻气自迢迢。

用针补泻分明说,更用搜穷本与标。

咽喉最急先百会,太冲照海及阴交。

学者潜心宜熟读,席弘治病最名高。

上《席弘赋》自《针灸大全》中表录于此。

注:十三鬼穴——人中(鬼宫)、少商(鬼信)、隐白(鬼垒)、大陵(鬼心)、申脉(鬼路)、风府(鬼枕)、颊车(鬼床)、承浆(鬼市)、劳宫(鬼窟)、上星(鬼堂)、会阴(鬼藏)、曲池(鬼腿)、海泉(鬼封)等。

第 四 章

危亦林《世医得效方》针灸论

危亦林(1277—1347),字达斋,元代南丰人,著《世医得效方》。危亦林鉴于先代授受术术之不易,自己的经验所得更不应该保守,"依按古方,参之家传",将历代的著名方剂和五代家传积累的经验良方,参照元代所定医学十三科目分门别类,进行编纂,前后历时十载,著成《世医得效方》十九卷。

《世医得效方》详细论述了骨折、脱位的整复治疗,术前创用麻醉法。首创悬吊复位法,用以治疗脊柱骨折,比西方医学在 1927 年始用此法早了六百年。对喉风的治疗又主张针药兼施。危氏强调对古方须通晓其要领,融会贯通,灵活运用。如小柴胡汤治半表半里证固不待言,其于解血热、清恶血也可获效。全书编次有法,科目无遗,议论详明,证治精审,是元代重要的方书。

危氏《世医得效方》灸法治疗占了针灸部分的十分之八,灸法方面主要有:一是提倡急症宜灸,热证可灸。如"阴毒,病势困重,肢厥,灼艾法惟良","治颊肿及缠喉风等证。又气急者,实热针足三里,虚热灸足三里,以手约膝取中指梢尽处是穴"。二是要求辨证施灸、善用重灸。"随年壮"是指随年龄的大小而决定艾灸的壮数,体现了施灸量的个体差异,体现"因人制宜、辨证施灸","妇人血崩,脐下及内踝上三寸百壮。中风失语缓纵,天窗、扶突、百会各五十壮,重者三百壮,大效。虚劳吐血,灸胃脘三百壮。"三是主张精简选穴、简便操作。"截疟灸大椎;心腹坚满,忧思结气,心痛食不化,灸太仓;脐下搅痛,此冷气,灸关元百壮,膏肓。"四是继承隔物灸法,创新隔物灸应用。危氏用神阙穴填药物熏灸治疗伤寒结胸、产后尿闭,颇具创新。"产后尿闭,盐填脐,用艾炷灸之,热入腹便通,神验。"五是开创了五官科灸法。如"治喉病颊肿及缠喉风等证,又气急者,虚热灸足三里"。

危亦林继承了葛洪的重灸学术思想,这对于当时重针轻灸的风气有所纠偏。危氏在运用灸法时,阴证、寒证、实证、热证均施灸,疑难杂病、急危重症亦可灸,扩大了艾灸的临床运用范围。危氏敢于挑战定论,尊古而不泥古的精神非常可贵;创新艾灸材料使用隔盐灸、隔药物灸,提高临床疗效;提出灸法治未病,防病保健,对灸法的发展产生了深远的影响。

一、大方脉杂医科

(一) 伤寒

1. 撮要 葱熨法:以葱一束,以索缠如饼馅大,去根、叶,惟存白三寸许。先以火煅一面,令通热,勿至灼人,乃以热处著病人脐下。上以熨斗盛火熨之,令葱饼热气透入腹中。更作三四饼,遇一饼坏不可熨,则易一饼。候病人醒,手足温,有汗乃止。

2. 阴证 灸法:治阴证伤寒,于脐下一寸半气海穴二七壮。小作艾炷,于脐心以盐填实,灸七壮,立效。二寸丹田、三寸关元皆可灸。

3. 阳毒 灸法:初得病,或先头痛身寒热,或涩涩欲守火,或腰背强直,面目如饮酒状。此伤寒初得一二日,但烈火灸心下三处:第一处去心下一寸名巨阙,第二处去心下二寸名上脘,第三处去心下三寸名胃脘(中脘),各灸五壮。然或人形大小不同,恐寸数有异,可绳度,随其长短寸数最佳。取绳从心头骨名鸠尾,头度取脐孔中,屈绳取半,当绳头名胃脘。又中屈半,绳更分为二分,从胃脘向上度一分,即是上脘。又上度取一分,即是巨阙。大人可灸五十壮,小儿可三壮,亦随其年灸之。大小以意斟量也。若病者三四日以上,以先灸胸上二十壮,以绳度鼻正上尽发际,中屈绳断去半,便从发际入发中灸,绳头名曰天聪。又灸两颞颥,穴在耳前动处。又灸两风池,穴在项后发际陷中。又灸肝俞,穴在第九椎下两旁相去各一寸半,百壮。余处各二十壮。又灸太冲,穴在足大指本节后二寸或一寸半陷中,三十壮,神验。

(二) 痎疟 截疟

灸法:大椎,在第一椎下陷中宛宛中,灸三七壮至四十九壮止。或灸第三骨节亦可。大陵穴,在掌后两骨间,灸三壮,立效。譩譆二穴,在肩膊内廉第六椎两旁三寸,其穴抱肘取之,灸二七壮至一百壮止。凡灸疟,必先问其病所发之处,先寻穴灸之亦可。

针法:于十指近甲梢针出血,及看两舌下,有紫肿红筋,亦须针去血,效。

(三) 卒厥 尸厥

灸法:头上百会穴灸四十九壮,兼脐下气海、丹田穴三百壮,觉身体温暖即止。

（四）痧证

又近时多看头额上及胸前两边有小红点,在于皮肤者,却用纸捻成条或大灯草,微蘸香油,于香油灯上点烧,于红点上焌暴者是。如腹痛不止,又用针于两手十指近甲稍针出血,即愈。

又法,两足坠痛,亦名水痧。可于两脚曲腕内两筋两骨间刺出血,愈。名委中穴。

（五）诸气

灸法:凡上气冷发,腹中雷鸣转叫,呕逆不食,灸太冲,穴在足大指本节后二寸陷中,不限壮数。从痛至不痛,不痛至痛止。心腹诸病,坚满烦痛,忧思结气心痛,吐下食不消,灸太仓,穴在心下四寸,胃脘下一寸。脐下搅痛,流入阴中,发作无时,此冷气,灸关元百壮,穴在脐下三寸。及灸膏肓二穴。短气不语,灸大椎,随年壮。又灸肺俞百壮,脐孔中二七壮。乏气,灸第五椎下,随年壮。

（六）诸疝

灸法:治诸气心腹痛,小肠气,外肾吊痛,疝气小腹急痛不可忍。足大拇指、次指下中节横纹当中,灸五壮。男左女右,极妙。又治疝气偏坠,量患人口角,两角为一,折断,如此则三折成三角,如△样。以一角脐心,两角在脐之下,两旁尽处是穴。左偏灸右,右偏灸左,二七壮。若灸两边亦无害。治肾气外肾肿,小肠气痛,腹内虚鸣,灸风市穴五七壮,灸气海穴七壮,灸脐左右各去一寸半,两穴各七壮,灸之立效,后永不发,名外陵穴。风市穴在膝上外廉五寸。气海穴在脐下一寸半。

（七）腰痛

针灸法:腰背痛。针决膝腰勾画中青赤络脉,出血便瘥。腰痛不得俯仰者,令患人正立,以竹拄地,度之脐断竹,乃度背,灸竹上头处,随年壮,灸讫藏竹,勿令人知。灸肾俞穴亦可。

（八）臂痛　热证

针法:肩髃一穴,随时而愈。

（九）五积　肾积

灸法：卒厥逆上气，气攻两胁，心下痛满，奄奄欲绝，此为奔豚气。先急作汤，以浸两手足，频频易之。后灸气海百壮，穴在脐下一寸半。又灸关元百壮，穴在脐下三寸。又灸期门百壮，穴直两乳下，第二肋间端，旁一寸五分。奔豚腹肿，灸章门百壮，穴在大横外，直脐季肋端。奔豚抢心不得息，灸中极五十壮，穴在脐下四寸。

（十）癥瘕

灸法：灸内踝后宛宛中，随年壮。又灸气海百壮，其穴在脐下一寸五分。久冷及妇人癥瘕，肠鸣泄利，绕脐绞痛，灸天枢百壮，其穴在脐旁二寸。勿针。积聚坚大如盘，冷胀，灸胃脘二百壮，其穴在上脘下一寸。

（十一）心痛

灸法：心痛有三虫，多涎，不得反侧，上脘穴主之。若心痛身寒，难以俯仰，心疝，冲胃不知人，中脘主之。阴都二穴，在通谷穴下一寸，灸三壮，主心腹绞刺，痛不可忍。

（十二）呕吐

灸法：干呕，灸尺泽，穴在肘约纹上动脉，灸三壮；又灸乳下一寸，三十壮。干呕不止，粥药皆吐，灸间使穴三十壮，其穴在掌后三寸两筋间；若四厥脉沉绝不至者，亦灸之便通，此起死人法。吐呕宿汁，吞酸，灸神光穴百壮，其穴在二肋旁二寸，上直两乳。呕逆哕噫，灸石关百壮，其穴在阴都穴下一寸。

（十三）霍乱

灸法：治霍乱，转筋欲死，气绝，惟腹中有暖气者可用。其法纳盐于脐中令实，就盐上灸二七壮，名神阙穴，立效。并灸脐下一寸半，名气海穴二七壮，妙。

（十四）咳逆　热证

灸咳逆法：乳下一指许，正与乳相直，骨间陷处。妇人即屈乳头度之，乳头齐处是穴。艾灸炷如小豆大，灸三壮，男左女右，只灸一处，火到肌即瘥。不瘥，不可治也。其穴只当取乳下骨间动脉处是。

（十五）咳嗽

灸法:上气咳逆,短气,胸满多唾,唾恶冷痰,灸肺俞五十壮。又法,灸两乳下黑白际各百壮,即瘥。咳嗽咽冷,声破喉猜,灸天突五十壮,穴与灸喘急同。膏肓俞在四椎下五椎上各去脊三寸,近胛骨仅容一指许,多灸之亦效。

（十六）喘急

灸法:肺俞各十一壮,穴在第三椎下两旁各去一寸五分。天突穴在颈结喉下五寸宛宛中,灸七壮。立效。

（十七）泄泻　暴泻

灸法:泄利不止,灸脐中名神阙穴五壮或七壮,艾炷如小箸头大,及关元穴三十壮,其穴在脐下三寸。

（十八）下痢

灸法:泄痢食不消,不作肌肤,灸脾俞随年壮,其穴在第十一椎下两旁各去一寸半。泄痢不禁,小腹绞痛,灸丹田百壮,其穴在脐下一寸。又灸脐中一二十壮,灸关元穴百壮。泄痢不嗜食,虽食不消,灸三壮,穴在侠脐相去五寸,一名循际。

（十九）胀满

灸法:胀满水肿,灸脾俞随年壮,穴在第十一椎下两旁各去一寸半。胸满,心腹积聚,痞痛,灸肝俞百壮,穴在第九椎下两旁各去一寸半。腹胀满,绕脐结痛,坚不能食,灸中守穴百壮,在脐上一寸,一名水分。胀满瘕聚,滞下冷疼,灸气海十壮,穴在脐下一寸五分。肠中膨胀不消,灸大肠俞四十九壮,穴在第十六椎下两旁各一寸半。肠中雷鸣相逐,痢下,灸承满五十壮,穴在侠巨阙相去二寸,巨阙在心下一寸。灸之者,侠巨阙两边各二寸半。五脏六腑心腹满,腰背疼,饮食吐逆,寒热往来,小便不利,羸瘦少气,灸三焦俞随年壮,穴在十三椎下两旁各一寸半。

（二十）消渴

百日以上不可针灸,则疮中生脓水,或成痈疽。脓水不止则死。

(二十一) 失血

灸法:虚劳吐血,灸胃脘三百壮。吐血,唾血,上气咳逆,灸肺俞随年壮。吐血,呕逆,灸大陵,穴在掌后两骨间是。口鼻出血不止,名脑衄,灸上星穴五十壮,入发际一寸。衄不止,灸足大指节横理三毛中十壮,剧者百壮。并治阴卵肿。

(二十二) 失血 大便下血

灸法:第二十椎,随年壮。

又法,平立一杖子,比脐平,却向后脊骨当中,灸七壮。或年深,于脊骨两旁各一寸,灸七壮。余谓寸半则是肾俞,自佳。

(二十三) 脱肛

灸法:病寒冷脱肛出,灸脐中,随年壮。脱肛历年不愈,灸横骨百壮,又灸脊穷骨上七壮。

(二十四) 诸痔 敷法

灸法:平立量脊骨与脐平,椎上灸七壮。或年深,更于椎骨两旁各一寸,灸如上数,无不除根。

又法,治痔疾大如胡瓜,贯于肠头,热如糖灰火,发则僵仆。以柳枝浓煎汤洗后,以艾炷灸其上三五壮。若觉一道热气入肠中,大泻鲜红血秽恶,一时至痛楚,泻后其疾如失。久冷五痔便血,灸脊中百壮。五痔便血失屎,灸回气百壮,穴在脊穷骨上。

(二十五) 痼冷

灸法:肾与膀胱俱虚,灸肾俞百壮,穴在对脐两边向后夹脊相去各一寸五分。兼治便浊失精,五脏虚劳,痼冷,小腹弦急。梦泄精,三阴交二七壮,梦断,神良,穴在内踝上大脉并四指是。诸虚极,灸膏肓俞、气海穴,壮数愈多愈妙。

(二十六) 积热

灸法:治胃中热病,灸三里三十壮,穴在膝下三寸。

（二十七）心恙

灸法：狂痫不识人，癫病眩乱，灸百会九壮。狂邪鬼语，灸天窗九壮，其穴在颈大筋前曲颊下扶突后，动应手陷中是。狂言恍惚，灸天枢百壮，其穴去肓俞一寸半，直脐旁二寸。狂痫哭泣，灸手逆注三十壮，穴在左右手腕后六寸。癫狂风痫吐吞，灸胃脘百壮，不针。狂邪发无常，披发大唤，欲杀人，不避水火，及狂言妄语，灸间使三十壮，穴在腕后五寸，臂上两骨间。狂走喜怒悲泣，灸臣觉穴随年壮，穴在背上胛内侧，反手所不及者，骨芒穴上，捻之痛者是也。鬼魅，灸入发一寸百壮。狐魅，合手大指缚指，灸合间三七壮，当狐鸣即瘥。卒狂言鬼语，以带急合缚两手大指，便灸左右胁下，对屈肋头两处各七壮，须臾鬼自道姓名乞去，徐徐问之，乃解其手。卒中邪魅，恍惚振噤，灸鼻下人中及两手足大指爪甲本，令艾丸半在爪上，半在肉上，各七壮；不止，十四壮，艾炷如雀粪大。卒狂鬼语，针其足大拇指爪甲下，入少许即止。

（二十八）疰忤

灸法：治飞尸、遁尸、寒尸、丧尸、尸疰，其状腹痛胀急，不得气息，上冲心胸，旁攻两胁，或累块涌起，或挛引腰背，灸乳后三寸，男左女右，可二七壮。不止者，多其壮数，取愈止。又灸两大拇指头七壮。一切疰无新久，先仰卧，灸两乳边斜下三寸第三肋间，随年壮，可至三百壮；又治诸气神良，一名疰市。五毒疰，不能食，灸心下三寸胃脘穴十壮。水疰，口中涌水，乃肺来乘肾，食后吐水，灸肺俞九壮。

（二十九）痨瘵

灸法：癸亥夜二更，六神皆聚之时，解去上体衣服，于腰上两旁微陷处，谓之腰眼，直身平立，用笔点定，然后上床合面而卧，每灼小艾炷七壮。虫或吐出或泻下，即安。

又法，四花穴灸，见《苏沈良方》及《资生经》，效。

又法，膏肓、肺俞穴，每穴各灸九壮。仍依前虫醉日，各穴俞多灸为妙。灸后百日，忌煎煿、生冷、热物、毒食，仍戒房事，避风寒，减喜怒，安心静处，将息若一月。尤觉未瘥，于初穴上再灸。

（三十）阴㿗

灸法:关元穴在脐下三寸,灸三七壮。大敦穴在足大指甲后三毛上,灸七壮。

（三十一）脚气

灸法:风市穴,可令病人起,正身平立,垂两臂直下,舒十指掩着两髀,便点当手中央,指头髀大筋上是。三里穴,在膝头骨节下三寸,人长短大小,当以病人手尖度取,灸之。绝骨穴,在脚外踝上一夫,亦云四寸。以上三穴,多灸取效。凡病一脚则灸一脚,病两脚则皆灸。未效,再灸犊鼻,穴在膝头下骭上,侠解大筋中,以手按之,得窟解是。或灸肩髃,穴在肩骨骨端两骨间陷者宛宛中,举臂取之。曲池穴,在肘外辅骨屈肘曲骨之中,以手拱胸取之。足十趾端,名曰气端,日灸三壮,并有神效。遇痛深处,按极酸针之,亦效。

（三十二）肿满

灸法:足第二指上一寸半,随年壮。又灸两大手指缝头七壮,治水气,通身肿满效。太冲、肾俞各百壮,治虚劳浮肿效。

（三十三）头痛 虚证

灸法:囟会穴在鼻心直上,入发际二寸,再容豆许是穴,灸七壮。

（三十四）鼻病 鼻疮

灸法:囟会在鼻心直上入发际二寸,在容豆是穴,灸七壮。又灸通天,在囟会上一寸两旁各一寸,灸七壮,左臭灸左,右臭灸右,俱臭俱灸。曾用此法灸数人,皆于鼻中去臭积一块如朽骨,臭不可言,去此痊愈。

（三十五）中毒

灸法:凡猘犬所啮,未尽其恶血毒者,灸上一百壮,已后灸每日一壮。若不血出,刺出其血,百日灸乃止。禁饮酒及猪犬肉。蛇伤亦灸伤处。

（三十六）救急

灸法:救魇寐一切卒死,及诸暴绝证。用药或不效,急于人中穴及两脚大拇指内离甲一薤叶许,各灸三五壮,即活。脐中灸百壮,亦效。

二、小 方 科

(一)慢惊

灸法:治急慢惊风,危极不可救者。

先当两乳头上,男左女右灸三壮。次灸发际、眉心、囟会三壮。手足大指当甲角,以物缚两手作一处,以艾骑缝灸,男近左边,女近右边,半甲半肉之间灸三壮,先脚后手。亦可治阴阳诸痫病。艾炷如麦子大。

(二)慢脾

灸法:同前。

(三)诸痫

灸法:见慢惊。

(四)疟疾　癖气

灸法:两乳下一寸各三壮。

(五)诸疳

针法:治无辜疳,脑后项边有核如弹,按之转动,软而不疼,其间有虫如米粉,不速破之,则虫随热流散,淫蚀脏腑,以致肢体作痈疮,便利脓血,壮热羸瘦,头露骨高,皆因气血虚惫所致。用针刺破,以膏药贴则愈。或因浣濯儿衣,露于檐下,为雌鸟落羽所污,儿着此衣,虫入皮毛,亦致斯疾。凡晒儿衣,须微火烘之。

(六)霍乱

灸法:男左女右第二脚趾上,如绿豆大艾炷,灸三壮,即愈。

(七)龟背

灸法:肺俞穴第三椎骨下两旁各一寸半,膈俞穴第七椎骨下两旁各一寸半,以小儿手中指中节为一寸。艾炷如小麦大,但三五壮而止。

（八）脱肛

灸法：顶上旋毛中三壮，即入。又灸尾骶骨三壮。又灸脐中随年壮。

三、风　科

（一）中风

灸法：治口㖞斜，即效。耳垂下，麦粒大艾炷三壮，左灸右，右灸左。

又法，治痰涎壅塞，声如牵锯，服药不下，宜于关元、丹田二穴，多灸之良。治卒中风，口噤不开，灸颊车二穴，在耳下八分小近前，灸五壮，随愈。中风失喑，不能言语，缓纵不遂，先灸天窗二穴五十壮，其穴在颈大筋前、曲颊下，扶突穴后动应手陷中。息火仍移灸百会穴五十壮，其穴在顶正中心。灸毕还灸天窗五十壮。始发先灸百会，则风气不得泄，内攻五脏，喜闭伏，仍失音也。所以先灸天窗，次百会佳。一灸五十壮，悉泄火势，复灸之，视病轻重，重者一处三百壮，大效。凡中风服药剧者，但是风穴，悉皆灸之三壮，无不愈也，勿疑惑。不至心者，勿浪尽灸。

（二）癜风

灸法：治白癜风，灸左右手中指节宛中三壮，未瘥，报之。凡有赘疣诸痣，但将艾炷于上灸之，三壮即除。

四、产科兼妇人杂病科

（一）保产

灸法：治横生逆产，诸药不效，灸右脚小指尖头三壮，艾炷如小麦大，下火立产。

（二）产后

灸法：治产后小便不通，腹胀如鼓，闷乱不醒。缘未产之前，内积冷气，遂致产时尿胞运动不顺。用盐于产妇脐中填，可与脐平，却用葱白剥去粗皮，十余根作一束，切作一指厚，安盐上，用大艾柱艾炷满葱饼子大小，以火灸之，觉热气直入腹内，即时便通，神验不可具述。

（三）通治

灸法：治睡后忽一点疼起，遂致遍身亦痛，诸药不效。用艾炷如小指头大，以水透湿纸约五六重，缠裹其手痛处，又用断木匙头安放湿纸上，对抵痛处，却将艾炷于木匙上灸。须臾诸痛悉除，所灸处亦有脓水出，生痂瘢而后愈。

（四）崩漏

灸法：治血崩。小腹横纹，当脐空直下，百壮。又灸内踝上三寸，左右各百壮，名三阴交。治漏下不止，或赤或白，灸交仪，穴在内踝上五寸。

（五）求嗣

灸法：妇人绝子，灸然谷五十壮，在内踝前直下一寸。

又法，绝嗣，胞门闭塞，灸关元三十壮，报之。妇人妊子不成，数堕，腹痛漏下，灸胞门五十壮，在关元左边二寸是也，右边二寸名子户。

五、眼　　科

通治

灸法：目中痛不能视，上星穴主之，其穴直鼻上入发际一寸陷者中，灸七壮。仍先灸譩譆穴，其穴在肩膊内廉第六椎两旁三寸，其穴抱肘取之，灸二七壮。次灸风池，其穴在颞颥发际陷中与风府正相当，即是侧相去各二寸。青盲无所见，远视𥇀𥇀，目中淫肤白膜覆瞳子，巨髎主，其穴在鼻孔下侠水沟旁。眼暗，灸大椎下数节第十，当脊中安灸二百壮，惟多愈佳，至验。风翳，患右目灸右手中指本节头骨上五壮，炷如小麦大，左手亦如之。目卒生翳，灸大指节横纹三壮，在左灸右，在右灸左，良。

针法：目不明，泪出，目眩瞢，瞳子痒，远视𥇀𥇀，昏夜无见，目𥆧动，与项口喎僻，口不能言，刺承泣，穴在目下七分，直瞳子。

六、口齿兼咽喉科

（一）唇病

灸法：治紧唇不能开合，灸虎口（合谷），男左女右。又灸承浆三壮，穴在颐前唇下，足阳明之会。

（二）齿病

灸法：以线量手中指至掌后横纹，折为四分，去三分，将一分于横纹后臂中，灸三壮，随左右。又以两手交叉，以中指头尽处是穴，灸七壮，永不疼。手背上。又灸肩髃七壮，随左右。又法，灸耳垂下牙尽骨上三壮，未效，加壮数。

又法，治口齿蚀生疮者。承浆一穴，在颐前唇下宛宛中，可灸。

又方，治唇吻强，齿龂痛。兑端一穴，在唇上端，针入二分，可灸三壮。

灸法：治失音颊车蹉，灸背第五椎，一日二七壮。又灸足内踝上三寸宛宛中，或二寸五分，名三阴交穴。

（三）喉病

针灸法：第一穴风府穴，脑后入发际一寸。治咽喉诸证，及毒气归心等项恶证，并皆治之，无有不效。针入四分。第二穴少商穴，在手大指表，近虎口一边指甲与根齐，离爪如韭叶许。针入二分，病甚则入五分。咽喉诸证皆治。第三穴合谷穴，穴法口授。治牙关不开，则阳灵穴应针，各刺一刺出血，入二分，关窍即开。又有一证潮热者，有作寒者，于合谷穴用针，左转发寒，右转发热。第四穴是上星穴，在顶前入发际一寸。治颊肿及缠喉风等证。又气急者，实热针足三里，虚热灸足三里，以手约膝取中指梢尽处是穴。根脚咽喉常发者，耳垂珠下半寸近腮骨，灸七壮，二七尤妙。及灸足三里，穴在膝下三寸骱骨外。赤眼，挑耳后红筋，针攒竹穴即安，穴在两眉头陷中。

七、疮　肿　科

（一）乳痈

灸法：痈疽高肿坚硬不破，名曰石痈，当上灸百壮。诸痈疽毒，开阔不止，疼楚殊甚，以灸炷四枚，围着所作处，同时下火，各灸七壮，多至十一壮，佳。大蒜头横切如钱，贴其中心，小艾炷灸之五壮而止。若形状稍大，以黄秆纸蘸酒敷贴，认先干处为筋脚，于先干处灸之。或两处先干皆灸，但五七壮而止。又法屈指从四围寻按，遇痛处是根，就此重按，探入自觉轻快，即此灸之。凡痈疽展大如龟形，且看头向上下，先灸寻其前两脚，次灸其尾；或红筋走紧而长，须尽处灸之，须留头并后两脚勿灸。若尽灸之，不惟火气壅聚，彼毒无所走散，又攻入里也。或辨认不明，以白芷三分，汉椒、桑白皮各一分，葱白十茎，水一碗煎,入酸醋半盏淋洗。少顷其筋自现,可以辨认。

（二）肺痈 内护

灸法:治肺痈正作,吐脓血不已,肺俞灸二七壮,二椎下三椎上,各去脊一寸半。及灸譩譆二穴二七壮,其穴在肩髆内廉第六椎两旁三寸,抱肘取之。

（三）便毒

灸便毒法:用细草或软篾,随所患左右手量中指,自手掌尽处横纹量起,通三节至指尽则住不量,指爪撅断。却将此草于手腕横纹量起,引草向臂当中,草尽处即是穴。艾炷如麦大,灸二三壮。肿散痛止即安。

（四）癣疮

灸法:八月八日日出时,令病人正当东向户长跪,平举两手,持户两边,取肩头小垂际骨解宛宛中灸之,两火俱下,各三壮,若七壮,十日愈。

（五）瘰疬

灸法:以手抑置肩上,微举肘取之,肘骨尖上是穴。随患处左即灸左,右即灸右,艾炷如小箸头大。再灸如前,不过三次,永无恙。如患四五年者,如或用药厮不退,辰时着灸,申时即落。所感稍深,若三作即三灸,平安。又法,只以蒜片贴在病上,七壮一易蒜,多灸取效。

（六）丁疮

灸法:掌后横纹后五指,男左女右,灸七壮即瘥。屡效。

（七）项瘿

灸法:治诸瘿。灸大空穴三七壮。又灸肩髃左右相当宛宛处。男左十八壮,右十七壮;女右十八壮,左十七壮。穴在肩端两骨间陷者宛宛中,举臂取之。又灸两耳后发际,共百壮。

第 五 章
龚廷贤针灸论

◆

龚廷贤（1522—1619），字子才，号云林，明代金溪人。其著述甚富，著有《济世全书》八卷、《寿世保元》十卷、《万病回春》八卷、《小儿推拿秘旨》三卷、《药性歌括四百味》、《药性歌》、《种杏仙方》四卷、《鲁府禁方》四卷、《医学入门万病衡要》六卷、《复明眼方外科神验全书》六卷、《云林神彀》四卷等。

龚氏出身世医家庭，与其父龚信、其侄龚懋官一门三代均做过太医院医官。龚氏既承家技又熟读百家医书，医理贯通，遵循古法而不拘泥古方。龚氏书中除内服方药以外，针、灸、洗、熨、贴、吹、敷、擦、蒸、梳、推、气功等一应俱全。对于灸法，龚氏认为"有劫病之功"可"济方药之所不及"，提出"凡病有宜灸者，可依法灸之，必奏效矣"（《寿世保元》）。龚氏重视灸法的应用，代表著作《寿世保元》《万病回春》等书中灸疗内容十分丰富，对灸疗的取穴，艾炷大小，艾火材料，灸疗体位、时辰、穴位、病种等等皆有详尽的描述。《万病回春》使用灸法治疗病证多达六十余种。既用灸法抢救卒中、暴厥、中寒、霍乱已死、阴症腹痛等急症重症，又用灸法治疗癫狗咬伤、破伤风、癫痫、不孕等疑难病症。龚氏对用灸情有独钟，《万病回春·凡例》云："灸法余取素所经验者，附于方末，以便采用。其未试者姑已之。"说明书中收集的灸法，并非仅为文献抄录，而是经过临床验证。《寿世保元》附有灸法专论，对灸法选穴、艾炷大小及壮数、点火法、减轻灸时疼痛法、灸疮、灸后调摄等都作了系统的论述。特别是"晕灸"概念及预防处理措施，为其独到之处。

第一节 《种杏仙方》针灸论

一、劳 瘵

一方 治劳虫。用癸亥日，灸两腰眼低陷中之穴，每穴灸艾七炷，若九炷、十一炷尤好。

二、癖　　疾

一灸癖法　令儿食饱。将热洗背肾俞穴(在脊骨两旁紫黑筋横过),每边用钱三文,线绑定,两处齐灸七壮,外用膏药贴之。如灸着血筋,一日即发,如灸不着,三四日方发。

三、诸　　疮

附骨疽(即贴骨瘤)。以面作圈,圈疮在内,以蒜捣烂填满,上以槐皮一块盖之。

用大艾炷灸百壮。

第二节　《鲁府禁方》针灸论

一、邪　　祟

秦承祖灸鬼法　治一切惊狂谵妄,逾墙上屋,詈骂不避亲疏等症。

以病者两手大拇指,用细麻绳扎缚定,以大艾炷置于其中两个甲,及两指角肉四处着火,一处不着即无效。灸七壮,神验。

二、咽　　喉

针急喉闭法

于大指外边指甲下根,不问男女左右,用布针针之,令血出即效。如大势危急,两手大指俱针之,其效尤捷。

三、心　　痛

灸心疼神法

两手肘后陷出酸痛是穴,先用香油半钟,重汤煮温服,即用艾入水粉揉烂为炷,每处灸五壮,立止疼。

四、腋　　臭

治体气,用蜡、胭脂搽在腋下,待一时看黄处,灸二十一炷,过三日,食干姜汤,神效。

第三节　《云林神彀》针灸论

一、哮　　吼

灸哮吼神法　患者耳前两边名郁中,二穴;百会一穴,用艾七壮,灸之立已。

二、霍　　乱

霍乱已死,腹中尚暖,盐纳脐中,艾灸莫缓(灸莫记数)。

三、痼　　冷

灸男左手、右手中指一壮,再灸脐下三寸,名关元穴,七壮。

四、邪　　祟

脉乍大乍小,乍长乍短,此皆邪脉,神志昏乱。

灸鬼秦承祖,惊狂谵妄语,上屋更逾垣,亲疏骂不避,麻绳扎缚定,两手大拇指,介甲两指角,四处着火起,一连灸七壮,须臾病即愈。

五、咽　　喉

灸喉痹法　灸耳垂下三壮,神功。

又法　灸阳池二穴三壮,灸讫,灸头发三下。

六、癫　　疝

灸法　治偏坠气。

蓖麻子,一岁一粒,去皮研烂,贴头顶囟上,却令患人仰卧,将两掌相对,以带子绑住二中指,于两指合缝处,艾麦粒大灸七壮,立时上去。

七、慢　　惊

男左乳黑肉上,女右乳黑肉上,周岁灸三壮,二三岁灸五七壮,神效。

慢惊慢脾,危恶症候,药力不到者,但看两脚面中间陷处有太冲脉,即灸百会穴三五壮,炷如小麦,大灸后,仍与醒脾之剂调之。

八、痘　　疮

灸法　治小儿痘后风。

男左女右手,中指一秆心,比三节一般长,放额中,与眉头相平,比至十一秆心尽处是穴,艾灸三壮或五壮如神。

九、瘰　　疬

**灸瘰疬　**以蒜贴着瘰疬上,灸七壮必易蒜,多灸取效。

十、疔　　疮

灸法　治疔疮

以大蒜烂捣成膏,涂疮四围,留疮顶以艾炷灸之,以爆为度。如不爆稍难愈,宜多灸百余壮,无不愈者。

第四节　《万病回春》针灸论

一、万金一统述

三阳者,太阳、阳明、少阳也;三阴者,太阴、少阴、厥阴也。阳明者,两阳合明也。(两阳合明曰明。)厥阴者,两阴交尽也。(两阴交尽曰幽。)手太阴,肺经也。(本脏经络起中府穴,终少商穴,传手阳明大肠经。)手阳明,大肠经也。(起商阳穴,终迎香穴,传足阳明胃经。)手少阴,心经也。(起极泉穴,终少冲穴,传手太阳小肠经。)手太阳,小肠经也。(起少泽穴,终听宫穴,注足太阳膀胱经。)手厥阴,心胞络也。(起天池穴,终中冲穴,传手少阳三焦经。)手少阳,三焦经也。(起关冲穴,终耳门穴,出足少阳胆经。)足太阳,膀胱经也。(起睛明穴。终至阴穴,注足少阴肾经。)足少阴,肾经也。(起涌泉穴,终俞府穴,传手厥阴心包络经。)足少阳,胆经也。(起瞳子髎穴,终窍阴穴,传足厥阴肝经。)足厥阴,肝经也。(起大敦穴,终期门穴,复传手太阴肺经。)足阳明,胃经也。(起头维穴,终厉兑穴,传足太阴脾经。)足太阴,脾经也。(起隐白穴,终大包穴,传手少阴心经。)

二、十二经脉歌

（一）手太阴肺经脉歌

手太阴肺中焦生，下络大肠出贲门。
上膈属肺从肺系，系横出腋臑中行。
肘臂寸口上鱼际，大指内侧爪甲根。
支络还从腕后出，接次指属阳明经。
此经多气而少血，是动则病喘与咳。
肺胀膨膨缺盆痛，两手交瞀为臂厥。
所生病者为气咳，喘渴烦心胸满结。
臑臂之内前廉痛，小便频数掌中热。
气虚肩背痛而寒，气盛亦疼风汗出。
欠伸少气不足息，遗矢无度溺变别。

（二）手阳明大肠经脉歌

阳明之脉手大肠，次指内侧起商阳。
循指上连出合谷，两筋歧骨循臂膀。
入肘外廉循臑外，肩端前廉柱骨旁。
从肩下入缺盆内，络肺下膈属大肠。
支从缺盆上入颈，斜贯颊前下齿当。
环出人中交左右，上侠鼻孔注迎香。
此经气盛血亦盛，是动颐肿并齿痛。
所生病者为鼽衄，目黄口干喉痹生。
大指次指难为用，肩前臑外痛相仍。
气有余兮脉热肿，虚则寒栗病偏增。

（三）足阳明胃经脉歌

胃足阳明交鼻起，下循鼻外下入齿。
还出侠口绕承浆，颐后大迎颊车里。
耳前发际至额颅，支下人迎缺盆底。
下膈入胃络脾宫，直者缺盆下乳内。

一支幽门循腹中，下行直合气冲逢。
遂由髀关抵膝膑，胕跗中指内关同。
一支下膝注三里，前出中指外关通。
一支别走足跗指，大指之端经尽矣。
此经多气复多血，是动欠伸面颜黑。
凄凄恶寒畏见人，忽闻木音心惊惕。
登高而歌弃衣走，甚则腹胀仍贲响。
凡此诸疾皆骭厥，所生病者为狂疟。
湿淫汗出鼻流血，口㖞唇裂又喉痹。
膝膑疼痛腹胀结，气膺伏兔骭外廉。
足跗中指俱痛彻，有余消谷溺色黄。
不足身前寒振栗，胃房胀满食不消。
气盛身前皆有热。

（四）足太阴脾经脉歌

太阴脾起足大趾，上循内侧白肉际。
核骨之后内踝前，上腨循胻胫膝里。
股内前廉入腹中，属脾络胃与膈通。
侠喉连舌散舌下，支络从胃注心宫。
此经气盛而血衰，是动其病气所为。
食入即吐胃脘痛，更兼身体痛难移。
腹胀善噫舌本强，得后余气快然衰。
所生病者舌亦痛，体重不食亦如之。
烦心心下仍急痛，泄水溏瘕寒疟随。
不卧强立股膝肿，疸发身黄大指痿。

（五）手少阴心经脉歌

手少阴脉起心中，下膈直与小肠通。
支者还从肺系走，直上喉咙系目瞳。
直者上肺出腋下，臑后肘内少海从。
臂内后廉抵掌中，锐骨之端注少冲。
多气少血属此经，是动心脾痛难任。

渴欲饮水咽干燥，所生臑痛目如金。

胁臂之内后廉痛，掌中有热向经寻。

（六）手太阳小肠经脉歌

手太阳经小肠脉，小指之端起少泽。

循手外廉出踝中，循臂骨出肘内侧。

上循臑外出后廉，直过肩解绕肩胛。

交肩下入缺盆内，向腋络心循咽嗌。

下膈抵胃属小肠，一支缺盆贯颈颊。

至目锐眦却入耳，复从耳前仍上颊。

抵鼻升至目内眦，斜络于颧别络接。

此经少气还多血，是动则病痛咽嗌。

颔下肿兮不可顾，肩如拔兮臑似折。

所生病兮主肩臑，耳聋目黄肿腮颊。

肘臂之外后廉痛，部分尤当细分别。

（七）足太阳膀胱经脉歌

足经太阳膀胱脉，目内眦上起额尖。

支者巅上至耳角，直者从巅脑后悬。

络脑还出别下项，仍随肩膊侠脊边。

抵腰膂肾膀胱内，一支下与后阴连。

贯臀斜入委中穴，一支膊内左右别。

贯胛侠脊过髀枢，臀内后廉腘中合。

下贯腨内外踝后，京骨之下指外侧。

此经血多气犹少，是动头痛不可当。

项如拔兮腰似折，髀枢痛彻脊中央。

腘如结兮腨如裂，是为踝厥筋乃伤。

所生疟痔小指废，头囟项痛目色黄。

腰尻腘脚疼连背，泪流鼻衄及癫狂。

（八）足少阴肾经脉歌

足经肾脉属少阴，小指斜趋涌泉心。

然骨之下内踝后,别入跟中腨内侵。
出腘内廉上股内,贯脊属肾膀胱临。
直者属肾贯肝膈,入肺循喉舌本寻。
支者从肺络心内,仍至胸中部分深。
此经多气而少血,是动病饥不欲食。
喘嗽唾血喉中鸣,坐如欲起面如垢。
目视䀮䀮气不足,心悬如饥长惕惕。
所生病者为舌干,口热咽痛气贲逼。
股内后廉并脊疼,心肠烦痛疸而澼。
痿厥嗜卧体怠惰,足下热痛皆肾厥。

(九)手厥阴心包络经脉歌

手厥阴心主起胸,属包下膈三焦宫。
支者循胸出胁下,胁下连腋三寸同。
仍上抵腋循臑内,太阴少阴两经中。
指透中冲支者别,小指次指络相通。
此经少气原多血,是动则病手心热。
肘臂挛急腋下肿,甚则胸胁支满结。
心中澹澹或大动,善笑目黄面赤色。
所生病者为烦心,心痛掌热病之则。

(十)手少阳三焦经脉歌

手经少阳三焦脉,起自小指次指端。
两指歧骨手腕表,上出臂外两骨间。
肘后臑外循肩上,少阳之后交别传。
下入缺盆膻中分,散络心包膈里穿。
支者膻中缺盆上,上项耳后耳角旋。
屈下至颐仍注颊,一支出耳入耳前。
却从上关交曲颊,至目内眦乃尽焉。
此经少血还多气,是动耳鸣喉肿痹。
所生病者汗自出,耳后痛兼目锐眦。
肩臑肘臂外皆疼,小指次指亦如废。

（十一）足少阳胆经脉歌

足脉少阳胆之经，始从两目锐眦生。

抵头循角下耳后，脑空风池次第行。

手少阳前至肩上，交少阳右上缺盆。

支者耳后贯耳内，出走耳前锐眦循。

一支锐眦大迎下，合手少阳抵頔根。

下加颊车缺盆合，入胸贯膈络肝经。

属胆仍从胁里过，下入气冲毛际萦。

横入髀厌环跳内，直者缺盆下腋膺。

过季胁下髀厌内，出膝外廉是阳陵。

外辅绝骨踝前过，足跗小指次指分。

一支别从大指去，三毛之际接肝经。

此经多气而少血，是动口苦善太息。

心胁疼痛难转移，面尘足热体无泽。

所生头痛连锐眦，缺盆肿痛并两腋。

马刀挟瘿生两旁，汗出振寒痎疟疾。

胸胁髀膝至胻骨，绝骨踝后及诸节。

（十二）足厥阴肝经脉歌

厥阴足脉肝所终，大指之端毛际丛。

足跗上廉太冲分，踝前一寸入中封。

上踝交出太阴后，循腘内廉阴股冲。

环绕阴器抵小腹，侠胃属肝络胆逢。

上贯膈里布胁肋，侠喉颃颡目系同。

脉上巅会督脉出，支者还生目系中。

下络颊里还唇内，支者便从膈肺通。

此经血多气少焉，是动腰疼俛仰难。

男疝女人小腹肿，面尘脱色及咽干。

所生病者为胸满，呕吐洞泄小便难。

或时遗溺并狐疝，临证还须仔细看。

三、病　　证

（一）真中风证

凡卒中昏倒、不醒人事、牙关紧急者,此中风痰也。（宜后方。）先用通关散吹鼻,次用吐法;吐后未醒,急灸百会、人中、颊车、合谷;即服导痰汤或摄生饮。

（二）中寒

灸阴症法　气海穴在脐下一寸五分,丹田在脐下二寸,关元在脐下三寸,用艾火灸二七壮,但手足温暖、脉至知人事,无汗要有汗,汗出即生。不暖不省者死。

蒸脐法　用麝香、半夏、皂荚各一字为末填脐中,用生姜切薄片贴脐上,放大艾火灸姜片上,蒸灸二七壮,灸关元、气海二七壮。热气通于内,寒气逼于外,阴自退而阳自复矣。

（三）霍乱

灸法　治霍乱已死,腹中有暖气者,用盐纳脐中,灸七壮。

（四）呃逆

灸咳逆法
乳根二穴,直乳一寸六分,妇人在乳房下起肉处陷中灸七壮,效如神。
又方　灸气海三五壮亦效。气海在脐下一寸半。

（五）青筋

灸断青筋法　于打青筋出血眼上用新黑驴粪些须涂破眼上,艾灸一壮,永不再发。

（六）痔漏

隔矾灸法　治痔漏神效。
皂矾（一斤,用瓦一片,两头用泥作一坝,再用香油制瓦上焙干,再着皂矾瓦上煅枯,去砂为末）　川山甲（一钱,入紫粉罐煅存性,取出为末）　木鳖子（去壳火煅,二钱半,净,为末）　乳香　没药（各钱半,为末,临灸时加服）

上药和匀一处,以冷水调,量疮大小作饼子贴疮上,将艾炷灸三四壮。灸毕,就用熏洗药先熏后洗,日六度,三五日如前法灸妙,以瘥为度。

(七) 脚气

灸法 治两脚俱是青疙瘩,肿毒骨痛。用独蒜切片,铺放患处。每处一片,用艾灸二壮,去蒜,再换再灸,至愈。

(八) 癩疝

灸法 治偏坠气痛。用蓖麻子,一岁一粒,去皮研烂,贴头顶囟门上,却令病人仰卧,将两脚掌相对,以带子绑住二中指。于两指合缝处,艾炷如麦粒大,灸七壮即时止立效。

(九) 产育

治横生逆产 服诸符药不下者,灸右足小指尖头三炷,艾炷如小麦大。

(十) 痈疽

痈疽初起之时宜

灸法 治痈疽发背初生,累试累效。凡人初觉痈疽发背,已结未结,赤热肿痛,先以湿纸覆其上,立视,候其纸先干处即是结疽头处。取大蒜切成片,如三个铜钱厚,安在头上,用火艾壮灸之三壮,换一蒜片。痛者,灸至不痛;不痛者,灸至痛时方住。最要早觉早灸为上;方发一二日者,十灸十愈;三四日者,六七愈;五六日者,三四愈;过七日,则不可灸矣。若有十数头作一处生者,用大蒜捣成膏作饼子,铺疮头上,聚艾烧之,亦能安也。若背上初发赤肿,内有一粒,黄如粟米者,即用独蒜切片如前灸法治之,次日去痂,脓自溃也。

(十一) 疔疮

灸法 治疔疮恶毒。

用大蒜捣烂成膏,涂肿处四围,留露肿顶,以艾炷灸之,以爆为度。如不爆稍则难愈,宜多灸百余壮,无不愈者。

(十二) 杨梅疮

灸法 治杨梅疮。

初起那一个,灸三五壮后不再发。

(十三) 疬风

灸法　治大风断根方。于大拇指筋骨缝间约半寸,灸三炷香,以出毒气。

(十四) 破伤风

灸法　治破伤风及癫狗咬伤,此方最易而神效。用核桃壳半边,内填稠人粪满,仍用槐白皮衬扣伤处,用艾灸桃核上。灸之,若遍身汗出,其人大困即愈。若远年,只在疮上灸之,亦愈。

第五节　《寿世保元》针灸论

一、瘟　　疫

断瘟疫法,令人不相传染,密以艾灸病人床四角各一壮,勿令人知,秘法也。

二、灸　　法

(一) 定例

一定分寸,取本人男左女右手中指,相屈如环,即以秆心从中节旁侧,量两头横纹角,即截断为一寸,用之不误,最为的当。

一点穴法,皆要平正四体,勿使歪斜,灸时恐穴不正,徒坏好肉矣。若坐卧立,并不得蜷缩,坐点则坐灸,卧点则卧灸,立点则立灸,反此一动,则不得其真穴矣。然下火则灸,先阳后阴,先上后下,先左后右,先少后多,宜审用之。

一论艾炷大小,经云:凡灸,欲艾炷根下广三分,若不及三分,使火气不得远达,病未能愈,则是炷欲大,惟头与四肢欲小耳,但去风邪而已。小儿及体弱者如麦大。

一点火,古忌松、柏、槟、橘、榆、桑、枣、竹八木,切宜避之,今用清麻油点灯,传火于艾茎,点发其艾是也。兼滋润灸疮,至愈,仍不疼痛,用蜡烛更佳。

一着艾时,宜正巳午时,方可用火,若午后未时,气盛不可下火,并失饥伤饱,忧愁恐怒,骂詈喜笑,天阴雨下,风雷闪电,人神血忌,并皆忌之。

一下艾时,必先以蒜切片擦穴上,然后安艾,不然则动止之间,其艾必落矣。

一着艾火,痛不可忍,预先以手指紧罩其穴处,更以铁物压之,即止。

一着火有眩晕者,神气虚也,仍以冷物压灸处,其晕自苏,再停良久,以稀粥或姜汤与饮之,以壮其神,复如前法,以终其事。

一着艾火后,须要疮发,所患即瘥,不得疮发,其疾不愈。若见灸疮不发者,用故鞋底,炙令热,熨之,三日而发,仍以小鸡、鳝鱼、豆腐等热毒之物与食之,谓以毒攻,其疮必发。若气血衰弱者,调以药饵。

一灸后疮未发,以乌柏树叶贴之。

一灸后切宜避风冷,节饮酒,戒房室,远七情,可择幽静之所,养之为善。

一灸疮痛不止,用柏叶、芙蓉叶,端午午时采,阴干为细末,每遇灸疮黑盖子脱了,水调少许如膏,贴纸上,贴之即愈。

一灸疮洗法,以葱、艾、薄荷煎水温洗,令逐风邪。

一灸疮已发,黑烂疼痛,用桃枝、柳枝、胡荽、黄连煎水温洗。

一灸疮出血,用百草霜为末,搽之即止。

一灸疮已发,可用膏药贴之,一二日一易,使疮脓出多而疾除也。其膏必用真麻油,入治病之药,或祛风除湿,养气滋血,疗损补虚之药,随症入之为妙。

(二)取穴法

脊骨 二十一节,大椎三节,至尾骶,共二十四节。

合谷(一名虎口) 手大指次指岐骨间陷中,手阳明大肠脉所过,为原,虚实皆按之。

曲池 肘外辅骨,屈肘两骨中,以手拱胸取之,手阳明大肠脉所入,为合。

颊车(一名机关) 耳下曲颊端,近前陷中,开口有空。

肺俞 项后第三椎下,两旁相去各一寸五分。《千金》:对乳引绳度之。甄权:以搭手,左取右,右取左,当中指末是,正坐取之。

心俞 五椎下,两旁相去脊各一寸五分,正坐取之。

肝俞 九椎下,两旁相去脊中各一寸五分,正坐取之。

脾俞 十一椎下,两旁相去脊中各一寸五分,正坐取之。

肾俞 十四椎下,两旁相去脊中各一寸五分,与脐平,正坐取之。

膏肓俞 四椎下,近五椎上,两旁相去脊中各三寸,正坐曲脊,伸两手,以臂着膝前,令端直,手大指与膝头齐,以物支肘,毋令动摇取之。《铜人》:灸百壮,多至五百壮。如病人已困,不能正坐,当令侧卧,挽上臂,令取穴灸之。又当灸脐下,气海、丹田、关元、中极四穴中取一穴,又灸足三里,以引火气下行。

腰俞 二十一椎节下间宛宛中,以挺身伏地舒身,两手相重支额,纵四体,后乃取其穴。

百会 前顶后一寸五分,顶中央旋毛中,可容豆,直两耳尖。

中脘 脐上四寸,居心蔽骨与脐之中,胃之募,手太阳、少阳、足阳明、任脉之会,上纪者中脘也。

丹田 脐下二寸,三焦募也。

关元 脐下三寸,小肠之募,足三阴、任脉之会,下纪者,关元也。

气海 脐下一寸半宛宛中,男子生气之海。

三里 膝下三寸,骱骨外廉,大筋内宛宛中,两筋肉分间,举足取之,极重按之,则跌上动脉止矣。

(三)灸诸病法

一论中风,口噤不开,牙关紧闭,及中气皆效。

人中(一穴) 颊车(二穴) 三里(二穴) 合谷(二穴)

一论卒中恶风,心烦闷痛欲死,秘穴立效,取两足大指下横纹,随年壮灸之。

一论中风,口噤不开,机关二穴,在耳下八分微前,至五壮即语。

一论风中血脉,则口眼㖞斜,中腑则肢体废,中脏则性命危。凡治莫如发表、调气血、治痰诸法,然可扶持疾病。若要收全功。火艾为良也。

一论风中血脉,口眼㖞斜。

听会(二穴,在耳前陷中,张口得之。有穴,动脉应手) 颊车(二穴,在耳下二韭叶许陷者宛宛中,开口得之) 地仓(二穴,在横口两旁四分外,近下有脉微动者是)

凡㖞向右者,为左边脉中风而缓也,宜灸左㖞陷中二七壮;㖞向左者,为右边中风而缓也,宜灸右㖞陷中二七壮。

一论风中腑,手足不遂等症。

百会(一穴,在顶中央旋毛中) 肩髃(二穴,在肩端两骨间陷者宛宛中,举臂取之) 曲池(二穴,在肘外辅骨屈肘曲骨中,以手拱胸取之,纹头陷中是) 风市(二穴,在膝外两筋间,平立,舒下两手着腿,中指尽处宛宛中) 三里(二穴,在膝下三寸,胫骨外,大筋内筋骨之间陷者宛宛中) 绝骨(二穴,在足外踝上三寸动脉中)

凡觉手足痒，或不仁，或痛，灸火良已，此将已，此中腑之候，宜灸此七穴，病在左，则灸右，在右，则灸左。

一论风中脏，气塞涎上，不语昏危者，下火立效。

百会（一穴，在顶中央旋毛中）　风池（一穴，在颞颥后发际陷中）　大椎（一穴，在项后第一椎上陷者是）　肩井（二穴，在肩上陷罅，缺盆上，入骨前一寸半，以三指按之，当其中指下陷者中，举臂取之）　曲池（二穴，同前）　间使（二穴，在掌后三寸两筋间）　足三里（二穴，同前）

凡觉心中愦乱，神思不怡，或手足麻痹，此将中脏之候，不问是风、湿、气，可速灸此七穴，但以次第灸之，各五七壮，日别灸之，随年壮止。如素着风人，尤须留意，此灸法可保无虞。此法能灸卒死。凡人风发强，忽怕痛，不肯灸，忽然卒死，谓是何病，风入脏故也。

一论暴哑不能言者，速灸脐下四寸，并小便阴毛际骨陷者中，各灸一七壮，重者二七壮，并男左女右手足中指头尽处，各灸三壮，神效！

一论癫痫，不拘五般，以两手中指相合灸之，神效！

一治痫疾，昼发灸阳跷、申脉，在外踝下赤白肉际，夜发灸阴跷、照海，在内踝下赤白肉际，各二七壮。

一狐魅神邪及癫狂，诸般医治不瘥者，以两手并两足大拇指，用软绳急缚之，灸三壮，要四处着艾，半在肉，半在甲，要四处尽烧，一处不烧，则不效矣，此法神效。

一论魇死秘法，凡夜梦魇死者，皆由平日神气不足，致使睡卧神不守舍，魂不依体，凡魇者，切不可执灯照之，但可暗中呼其名，即醒。又一法，啮患人足踵，即大指甲侧，即苏。又法，用牙皂末吹入鼻中，亦妙。若经一二更者，亦可灸之。又一法，灸大敦穴七壮，即醒。

一论妇人月家得此，不时举发，手足挛拳，束如鸡爪，疼痛，取左右膝骨两旁，各有一小窝，共四穴，俗谓之鬼眼，各灸三壮，即愈。

一治阴毒腹痛，脉欲绝者，先以男左女右，手足中指尽头处，各灸三壮。又灸脐下一寸五分，名气海穴，脐下三寸，名关元穴，各灸七壮，极效。

一论真阴症，四肢厥冷，腹痛如锥刺，胀急，服大附、姜、桂。如冰，此中焦寒冷之甚，宜急灸脐上二穴，脐下一穴，脐左右两穴，每七壮，神效！

一论中寒阴症神法，但手足温暖，脉至，知人事。无汗，要有汗，即生，不暖不醒者，死。气海穴在脐下一寸五分，丹田在脐下二寸，关元在脐下三寸，艾灸二七壮。

一论哮吼神法，胸中两边，名郁中二穴、膻中、百会一穴，用艾灸之，立已。

一论霍乱吐利，及伤寒，忽患咳逆，连声不绝，乳根在正直乳下容一指许骨间陷中，妇人则屈乳头度之，乳头齐处是穴，艾炷如小麦大，灸三壮，男左女右，火到肌即瘥。只是三壮，不可多灸。

一论呃逆，即咳逆，灸气海三五壮，气海直脐下一寸半。

一论灸疟秘法，无问新久，令病人仰卧，以线量两乳中间，折其半，从乳比至下头尽处是穴，男左女右灸之。

一治疟如神，令病人跣足，于平正处并脚立，用绳一条，自脚板周匝截断，却于项前搬过背上，两绳头尽处脊骨中是穴，先点记，待将发，急以艾灸之三七壮，其寒热自止。此法曾遇至人传授，妙不可言，名曰背监穴也。

一论腹中有积，及大便闭结，心腹诸痛，或肠鸣泄泻，以巴豆肉捣为饼，填脐中，灸三壮，可至百壮，以效为度。

一论灸远年咳嗽不愈者，将本人乳下，大约离一指头，有其低陷之处，与乳直对不偏者，此名为直骨穴，如妇人，即按其乳头直向下，看其乳头所到之处，即是直骨穴之地位，灸艾三炷，其艾只可如赤豆大，男灸左，女灸右，不可差错，其嗽即愈。如不愈，则其病再不可治矣。

一论灸痨虫，于癸亥日灸两腰眼低陷中之穴，每穴灸艾七炷，若灸十一炷，尤妙。

一论四花穴，治骨蒸劳热，以稻秆心量口缝如何阔，断其多少，以如此长裁纸四方，当中剪小孔，别用长稻秆踏脚下，前取脚大指为止，后取脚曲跗横纹中为止，断了却还在结喉下垂，向背后，看稻秆止处，即以前小孔纸当中安，分为四花，灸纸角也可，灸七壮。此四穴正合太阳行背二行膈俞、胆俞四穴。

一论泄泻，三五年不愈者，百会穴五七壮，即愈。（有灸至二三十壮而愈者）

一论小儿大人，吐泻日久，垂死者。

天枢（二穴，在脐旁，各开二寸是）　气海（一穴，在脐下一寸半）　中脘（一穴，在脐上四寸）

一论霍乱已死，而腹中尚有暖气者，以盐纳脐中，以艾灸，不计其数。

一论反胃垂死，男左女右，手拿棍一条，伸手放在地上，与肩一般高，肩上有窝，名肩井穴，灸三壮即效。

一论反胃噎膈，神效。

膏肓（二穴，令病人两手交在两膊上，则膊骨开，以手指揣摸第四椎骨下两旁各开三寸，四肋三间之中，按之酸痛，是穴，灸时手按两膊上，不可放下，灸至

百壮为佳）　膻中（一穴，在膺部中行两乳中间陷中，仰卧取之，灸七壮）　三里（二穴，在膝下三寸骱外廉两筋间，灸七壮）

一论头痛连齿，时发时止，连年不愈，谓之厥逆头痛，曲鬓二穴，在耳上，将耳卷前，正尖上，可灸五七壮，左痛灸左，右痛灸右。

一论牙疼痛，随左右所患肩尖微近后骨缝中，小举臂取之，当骨解陷中，灸五壮。灸毕项大痛，良久乃定，永不发。

一论牙痛，百药不效，用艾炷如麦大，灸两耳当门尖上三壮，立已。

一论治心痛神法，两手肘后陷处酸痛是穴，先用香油半钟，重汤煮，温服，即用艾，入水粉揉烂为炷，每处灸五壮，其痛立止。

一论偏坠气痛妙法，蓖麻子一岁一粒，去皮捣烂，贴头顶囟上，却令患人仰卧，将两脚掌相对，以带子绑住二中指，于两指合缝处，艾麦粒大，灸七壮，即时上去，神效！

一论虫病及痞块。

中脘（一穴，或两分三寸）　石关（二穴）　分水（一穴）　章门（一穴）

再用线，比患人五手指之长，作朝圆贲，以铜钱调下背，至此钱所止脊骨处。

一论痞积妙法，以双线系开元旧钱一个，悬于颈上适中处所，钱胸前直垂而下，孔对脐为率，却将项上之线悬于喉上，向背后垂下，至钱孔对脐而止，用墨点孔之中，再钱之两边点处，各灸一火，至十余壮，更服他药，痞积即消，其效甚速。

一论黄疸，病人脊骨自上数至下第十三椎下，两旁各量一寸，灸三七壮效。

一论衄血良法，项后发际两筋间宛宛中，灸三壮立止。凡衄血自此入脑注鼻，实妙法也。

一治衄秘法，急用线一条，缠足小指，左孔取左，右孔取右，俱出则俱听取，于指头上灸三壮，如绿豆大。若衄多时不止者，屈手大指，就骨节尖上灸，各三壮，左取右，右取左，俱衄则俱取。

一论下血不止秘法，命门一穴，用篾一条，自地至脐心截断，令患人平立取之，即向后，自地比至脊尽处是穴，又须按其突出酸痛方可灸，不疼则不灸也，灸可七壮止，断根永不发。

一论脱肛秘法，百会一穴，尾骶一穴，各灸三壮，炷如小麦大，当正午时，用桃柳枝煎汤浴净灸之，立效。

一论灸肠风脏毒便血久不止者，以患人平立，量脊骨与脐平处椎上，灸七壮，或年深者，更以椎上两旁各一寸，灸七壮，无不除根。

一灸痔疾,先以柳枝浓煎汤洗痔,便艾灸其上,连灸三五壮,忽觉一道气转入肠中,因大转泻,先血后秽。

（四）灸诸疮法

一论一切疮毒大痛,或不痛,或麻木,如痛者灸至不痛,不痛者灸至痛,其毒随火而散,盖火以畅达拔引郁毒,此从治之法也,有回生之功。

隔蒜灸法　用大蒜头去皮,切三文钱厚,安疮上,用艾炷于蒜上灸之三壮,换蒜复灸,未成者即消,已成者亦杀其大势,不能为害。如疮大,用蒜捣烂摊患处,将艾铺上烧之,蒜败再换。如不痛,或不作脓及不起发,或阴疮,尤宜多灸。而仍不痛、不作脓、不起发者,不治,此气血虚之极也。

一论脑项后疽,一名夭疽,俗名对口,男左女右,脚中指下俯面第三纹正中,用好蕲艾灸七壮。

一论发背痈疽,初起未破,用鸡卵半截盖疮上,四周用面饼敷住,上用艾灸卵壳尖上,以病人觉痒成泡为度,臭汗出即愈。

一灸疔疮,用大蒜捣烂成膏,涂疗四周,留疮顶,以艾炷灸之,以爆为度。如不爆,难愈。宜多灸百余壮,无不愈者。又灸痘疔、蛇蝎蜈蚣犬咬、瘰疬,皆效。

一论灸痔神法,用克薄虫,其虫圆而扁,去足,将此虫令放痔上,用艾炷灸七壮,立消。

一论痔漏肿痛,脓水黏,痛不可忍,用艾炷,如梧桐子大,灸尾骶骨尖上七壮,全好。

一论瘰疬已破未破,以男左女右手搦拳后纹尽处,豌豆大艾炷灸三壮,三四日已。

一论瘰疬,用养荣汤,其病皆消,唯一二个不消者,用癞虾蟆一个,剥取皮,盖瘰疬上,又用艾灸皮上七壮,立消。

一治两脚俱是疙瘩,肿毒骨痛,用独蒜切片,铺放痛肿处,每蒜一片,用艾灸二壮,去蒜,再换再灸,至愈为效。

一论赤白汗斑神法,或以针刺之,出血亦已,宜灸侠白穴,先于两乳头上涂墨,令两手直伸夹之,染黑处即是穴也。

一论破伤风及疯犬咬伤,此方最易而效良。用胡桃壳半个,填稠人粪满,仍用槐白皮衬,扣伤处,用艾灸之,若遍身汗出,其人大困,则愈。远年者,贴伤处如前灸之,亦效。

一论癫狗咬伤,并治瘰疬,用:穿山甲(锉,黄土炒)　熟艾　斑蝥上为末,和匀作炷,如黄豆大,每一齿伤处,用乌桕叶贴疮口,灸十四壮。如无乌桕叶,以干人粪薄薄贴之。

一人被人打死,或踢死,急救,百会穴,在头顶中,艾灸三壮,立苏。

一论妇人难产及胞衣不下,急于产妇右脚小指尖上,灸三壮,炷如小麦大,立产。

一论妇人无子,及经生子,久不再孕,及怀孕不成者,以女人右手中指节纹一寸,反指向上量之,用草一条,量九寸,舒足仰卧,所量草自脐心直垂下,至草尽处,以笔点定,此不是穴,却以原草平折,以折处横安前点处,其草两头是穴,按之有动脉,各灸三壮,如箸杪大,神验!

一论小儿初生,三四日至七日内,口噤不吮乳,多啼者,是客风中于脐,循流至心脾二经,遂使舌强唇撮,灸承浆一穴,取法在唇棱下宛宛中是穴,次灸颊车二穴,各七壮,在耳下曲颊骨后是穴。

一论小儿脐风,以艾灸脐下,即活。又方,用线比两口角,折中,以墨记之,放脐中四下,灸七壮。又方,新针七个,刺两眉、口圆圈,一百余下。又方,用房四角草燃火,将小儿在火上左右各转三遭,令汗出,即已。

一论小儿慢惊、慢脾危症,药力不到者,但看两脚面中间陷处有太冲脉,即灸百会穴,其穴直取前后发际折中,横取两耳尖折中,在头之中心端正旋毛处是也,如有双旋及旋毛不正者非,艾炷约小麦许,但三五壮而止,灸后仍与醒脾散等补药。

一论小儿雀目,夜不见物,灸手大指甲后一寸内臁横纹头白肉际各一炷,如小麦大。

一论小儿吼气,无名指头灸之,良愈。

一论小儿脱肛泻血,每厕脏腑撮痛不可忍者,灸百会三壮。

一论小儿惊风,男左乳黑肉上,女右乳黑肉上,周岁灸三壮,二三岁儿灸五七壮,神效!

一灸蛇毒,人被蛇所伤,用艾当咬处灸之,引去其毒,即瘥。

益府秘传太乙真人熏脐法　能补诸虚百损,益寿延年。

麝香(五分,为末,入脐内,后用药末放麝香上,将面作圈围住,上用槐皮灸一百二十壮,不时须换槐皮)龙骨　虎骨　蛇骨　附子　南木香　雄黄　朱砂乳香　没药　丁香　胡椒　夜明砂　五灵脂　小茴　两头尖　青盐　上各等分,共为细末,入脐中,用艾灸之。

夫肺为五脏之华盖,声音之所出入,皮毛以之滋润,肾水由之而生,腠理不密,则为风、寒、暑、湿乘虚而入矣。有七情当调抑之,有郁结当解利之。或不审而伤于辛燥之药,则气不散,留滞于肺中,多生黏痰,而喘急咳嗽,或伤于房劳,饮食不节,致使吐血咳血,作寒作潮,头晕体倦,精神怯弱,饮食不思等症,医者治之无益,则必用此亟治,其效可胜言哉!用麝香,以引透诸药入五脏六腑之中,大无不入,小无不至。丁香坚守其胃,启饮食之进。青盐入肾以实其子,使肺无漏泄。夜明砂以补其血,散内伤之有余,乃伏翼之粪,食蚊子,盖取其早餐雨露,夜饮人血,而得天人之气,故能补五劳七伤之病,非此不能达也。乳香、没药、木香、小茴,升降其气,不致咳嗽。龙骨、蛇骨、朱砂、雄黄,以削病根。两头尖,巡视各经络,有推前泄后之功。附子、胡椒补其元气,使血行血室,气归气宅,痰散为津液。五灵脂运操其肺,削有余补不足。用槐皮之浆,闭押诸药之性,使无走窜之患。用艾灸之,有拔病除毒、起死回生之功。使其患痨瘵、失血、阴虚、遗精白浊、阳事不举、精神倦怠、痰火等症,妇人赤白带下,子宫冷极无子,凡百重病,无所不能疗者。用此灸法,则接人性命,夺造化之成功,延年益寿,得卢扁之妙术矣。其法先用面作一圈,将药一料,分作三份,先以麝香入脐,后以面圈置药在内按紧,以槐皮盖上,以蕲艾灸之三十壮,但觉热气自上而下,或自下而上,一身热透,其人必倦怠,沉沉而睡矣。至六十壮,必大汗如淋,上至泥丸,下至涌泉,骨髓内风、寒、暑、湿,脏腑中五劳七伤,尽皆拔除。至一百壮,则病鲜有不冰释者矣。灸时慎风寒,戒油腻、生冷、酒、色。其效难以尽述,当珍藏之,毋轻泄千古秘妙也。

第六节 《济世全书》针灸论

一、痔 漏

灸痔疾 先以柳枝浓煎汤洗痔,便艾灸其上,连灸三五壮,忽觉一道气转入肠中,因火转泻,先血后秽。

二、补 益

太乙真人熏脐法

治诸虚百损,劳瘵,男妇不足等症,及一切肚腹冷痛,小肠疝气,百药罔效,如神。

真麝香(五分,为末入脐内,后用药末放麝香上,将面作一圈围住,上用槐皮灸一百二十壮,不时要换槐皮)龙骨 虎骨 蛇骨 大附子 南木香 雄黄 朱砂 乳香 没药 丁香 胡椒 夜明砂 五灵脂 小茴香 两头尖 青盐 各等分,上共为细末,入脐中用艾灸。

夫肺为五脏之华盖,声音之所出入,皮毛以之滋润,肾水由之而生。腠理不密则为风、寒、暑、湿乘虚而入矣。有七情当调,抑之有郁结,当解利之,或不审而伤于辛燥之药,则气不散,留滞于肺中,多生痰疾而喘急咳嗽,或伤于房劳、饮食不节,致使吐血、咳血,作寒作潮,头晕体倦,精神怯弱,饮食不思等症。医者治之无益,则必用此医治,其效可胜言哉!用麝香以引透诸药入五脏六腑之中,大无不入,小无不至;丁香坚守其胃,启饮食之进;青盐入肾以实其子,使肺无泄漏;夜明砂以补其血,散内伤之有余,乃伏翼之粪,食蚊子,盖取其早食雨露,夜饮人血,而得天人之气,故能补五劳七伤之病,非此不能达也;乳香、没药、木香、小茴升降其气,不致咳嗽;龙骨、蛇骨、朱砂、雄黄以削病根;两头尖巡视各经络,有推前拽后之功;附子、胡椒补其元气,使血行血室,气归气宅,痰散为津液;五灵脂运操其肺,削有余补不足;用槐皮之浆闭押者,药之性使无走窜之患。脐,艾灸之,有拔病、除毒、起死回生之功。使其患痨瘵,失血阴虚,遗精白浊,阳事不举,精神倦怠,痰火等症,妇人赤白带下,子宫冷极无子,凡百种病无所不能疗者,用此灸法则接人性命,夺造化之成功,延年益寿,得卢扁之妙术矣。其法先用面作一圈,将药一料分作三份,先以麝香入脐,后以面圈置药在内按紧,以槐皮盖上,以蕲艾灸至三十壮,但觉热气自上而下或自下而上一身热透,其人必倦怠沉沉而睡矣;至六十壮,必大汗如淋,上至泥丸,下至涌泉,骨髓内风、寒、暑、湿,脏腑中五劳七伤,尽皆拔除;至一百二十壮,则病鲜有不冰释者矣。灸时慎风寒,戒油腻、生冷、酒色,其效难以备述。世之养生君子当珍藏之,慎毋轻泄千古秘诀也。

三、产　　育

治临产其子逆下,用绢针刺儿脚心三七刺,用盐水少许擦刺处,即时顺生。

灸难产 先露手足,灸妇人右脚小趾头尖,三壮立产。

四、痈　　疽

凡人初觉发背,欲结未结,赤热肿痛,先以湿纸覆其上,立视候之,其纸先干处即是结痈头也。取大蒜切成片,如当三钱厚薄安于头上,用大艾炷灸之,三壮即换一蒜片,痛者灸至不痛,不痛灸至痛时方住。最要早觉早灸为上,一日二日十灸十活,三日四日六七活,五六日三四活,过七日则不可灸矣。若有十数头作一处生者,即用大蒜研成膏作薄饼铺头上,聚艾于蒜饼上烧之,亦能活也。若背上初发赤肿一片,中间有一片黄粟头,予使用独蒜切去两头,取中间半寸厚薄正安于疮上,着艾十四壮,多至四十九壮。

五、疗　　疮

灸疗疮法　大蒜捣烂成膏,涂疗四周,留疮顶,以艾炷灸之,以爆为度。如不爆,稍难愈,宜多灸百余壮,无不已者。灸痘、疮,灸蛇、蝎、蜈蚣、犬咬,并瘰病皆效。

第七节　《古今医鉴》针灸论

一、咳　　嗽

灸法　治久患咳嗽,百药无效,可用此法。

将病者乳下,大约离一指头,看其低陷之处,与乳直对不偏者,此名直骨穴。其妇人即按其乳头所到之处,即是直骨穴也。艾灸三壮,其艾圆如小豆大。男左女右不可差,其咳即愈。如不愈,其病再不可治矣。

二、求　　嗣

灸法　治女人无孕,或经生子后,久不成孕,及怀孕不成。

用秆心一条,长用十四寸。令女人仰卧舒手足,以所量秆心,自脐心直垂下尽头处,以墨点记,后以此秆心平折,横安前点处两点尽处是穴,按之自有动脉应手。各灸三七壮,炷如箸头大,神验。即胞门、子户穴也。

三、产　　后

灸法　治妇人鸡爪风,因月家得此,不时举发,手足挛束如鸡爪状,疼痛难伸。

于左右膝骨两傍,各有一小窝,共四穴,俗谓之鬼眼,各灸三壮即愈。

四、癖　　疾

灸癖法　穴在小儿背脊中,自尾骶骨,将手揣摸脊骨两旁,有血筋发动处两穴,每一穴用铜钱三文,压在穴上,用艾烟安钱孔中,各灸七壮。此是癣之根,贯血之所,灸之疮即发,即可见效。灸不着血筋,则疮不发,而不效矣。

五、痈　疽

凡痈疽始发,即以艾多灸之,可使轻浅。或以骑竹马灸法最妙。盖火畅达,拔引郁毒,此从治之意。惟头为诸阳所聚,艾炷宜小而少。若其身必痛,灸至不痛;不痛,灸至痛。

六、破　伤　风

灸法　治破伤风及犬伤,神效。

用核桃壳半个,填稠人粪满,仍用槐白皮衬,扣伤处,用艾灸之。若遍身汗出,其人大困则愈。远年者,将伤处前灸之,亦已。

第 六 章
李梴《医学入门》针灸论

　　李梴（公元16世纪），字健斋，明代南丰人，撰成《医学入门》九卷，集明代以前医学之大成，"博采诸家之说于前，而附以己意断之于后"。《医学入门》尤重针灸，而且在针灸方面有其独特的见解。一是倡导取穴精简，列出"治病要穴"与"治病奇穴"两节，主张"百病一针为率，多则四针，满身针者可恶"，提出："治病要穴九十六穴"，"治病奇穴十七穴"，强调"只此一穴""尸厥百会一穴美"等。二是重视针刺补泻之法，论述了迎随补泻之法，呼吸与捻转相结合的补泻手法，从卫取气与从荣置气之法，提插补泻手法与凉热手法，龙虎交战、龙虎交腾、子午捣臼及青龙摆尾等通经接气之法。三是非常重视灸法，"药之不及，针之不到，必须灸之"，"虚者灸之，使火气以助元阳也。实者灸之，使实邪随火气而发散也。寒者灸之，使其气之复温。热者灸之，引郁热之气外发，火就燥之也"。四是提出针灸禁忌。《医学入门·针灸》中记载："久虚损，危病，久病，俱不宜针。刺之重竭其气，老者绝灭，壮者不复。"五是首创了针灸汗吐下三法，详述了其具体的针刺手法。汗法是采用搓柄法发汗以驱表邪；吐法是运用捻转提插等手法催吐以排除痰涎、宿食、毒物等；下法是采用呼吸、捻转等手法以泻下逐水、催产等。

　　《医学入门》对针灸学术有着独特的见识，特别是在针刺手法方面提出了较多有意义的指导思想。如所著的《杂病穴法歌》和专论刺法补泻的《南丰李氏补泻》被明代著名的针灸学家杨继洲辑入《针灸大成》，对后世影响颇大。其创多元迎随补泻法、针刺汗吐下三法、多元子午流注开穴法、阐发九六数补泻法，为现代运用多种针刺手法提供了重要的指导。

一、经　　络

（一）经穴起止

　　经，径也。径直者为经，经之支派旁出者为络。界为十二，实出一脉。医而不知经络,犹人夜行无烛,业者不可不熟。

　　1. **手太阴肺十一穴,中府云门天府诀,侠白尺泽孔最存,列缺经渠太渊涉,鱼际少商如韭叶。**

　　手太阴肺经,左右二十二穴。每旦寅时从中府起,循臂下行,至少商穴止。

　　中府　在乳上三肋间,去云门下一寸陷中。针入三分,不宜灸。主喉痹,胸满塞痛,面肿,呕吐,咳唾浊涕,肩背痛,腹胀,食饮不下。

　　云门　巨骨下,气户旁二寸陷中。禁针,灸五壮。主呕逆上气,胸胁彻背痛,不能举臂,余同上。

　　天府　腋下三寸动脉,举手以鼻取之。针入三分,禁灸。主泣出,目眩,瘿气,喘逆,不食,疟疾,卒中恶邪飞尸,余同中府。

　　侠白　天府下去肘五寸动脉。灸五壮。主咳逆,干呕,烦满,心痛。

　　尺泽　肘横纹中大筋外。针入三分,不宜灸。主喉痹,舌干,胁痛,腹胀,喘气,呕泄不止,癫病,身痛,四肢暴肿,手臂肘痛。

　　孔最　侧腕上七寸。针入三分,灸五壮。主热病汗不出,肘臂厥痛不及头。

　　列缺　侧腕上一寸半,盐指相叉尽处。针入三分,灸五壮。主一切风痊,偏头痛,口噤口喎,瘰疬,惊痫,肘臂痛,项强,喉痹,咳嗽,半身不遂。又主一切疟疾,身热背寒,汗出肢肿,小便热痛,少气不足以息。凡实则肩背汗出,四肢暴肿;虚则肩寒栗,气不足以息,四肢厥。

　　经渠　寸口下近关上脉中。针入三分,禁灸。

　　太渊　手掌后横纹尖陷中。针入二分,灸三壮。主目生白翳、赤筋,咽干,呕哕,咳喘唾血,肺胀、烦不得卧,内廉缺盆引痛,胸痹,气逆,心痛。

　　鱼际　手大指二节后内侧散脉中,针入二分,禁灸,主头痛,目眩,失音不言,热病鼓颔,霍乱,唾血,吐血,腹痛,不食,咳引尻痛。

　　少商　手大指端内侧,去爪甲角如韭叶。针入一分,禁灸。主痎疟,喉鸣,呕吐,喘咳善哕,手不仁,耳前痛,心下满,汗出而寒。

　　2. **手阳明穴起商阳,二间三间合谷藏,阳溪偏历温溜长,下廉上廉手三里,曲池肘髎五里近,臂臑肩髃巨骨当,天鼎扶突禾髎接,鼻旁五分号迎香。**

　　手阳明大肠经二十穴,左右四十穴。卯时自少商穴交与商阳,循肘上行,至鼻旁迎香穴止。

　　商阳　盐指内侧去爪甲角如韭叶。针入一分,禁灸。主胸满,肢肿,热汗不出,耳鸣耳聋,喘咳,痎疟,口干,颐肿,齿痛恶寒,肩背引缺盆痛。如目青盲,可灸三壮,左取右,右取左,如食顷立已。

二间　盐指内侧本节前陷中。针入三分,灸三壮。主喉痹,颔肿,肩背痛,振寒,鼻衄衄血,多惊,口喝,目盲,伤寒热。

三间　盐指内侧本节后陷中。针入三分,灸三壮。主喉痹,齿痛,嗜卧,胸满,唇焦口干,目痛,鼻衄衄血,吐舌,戾颈,喜惊,身热气喘,肠鸣洞泄,寒疟。

合谷　大指盐指岐骨陷中。针入二分,灸三壮,主头痛面肿,目痛烂弦、弩肉生翳、扳睛到睫、一切目疾,鼻衄鼻涕,耳鸣,口疮,重舌、舌裂、舌强,下牙齿痛酸,唇吻不收,口噤,喉痹,寒热疟疾,四肢痿痹,小儿惊风卒死,妇人通经下胎,惟妊孕忌之。

阳溪　手腕上侧两筋陷中。针入三分,灸三壮,主头痛,目痛、目翳、耳痛、耳鸣,咽痛,齿痛,舌出颈戾,掌热,肘臂不举,狂言喜笑见鬼,胸满烦闷,心痛,寒热疟疾,疮疥。

偏历　腕后三寸。针入三分,灸三壮。主寒热疟风汗不出,目视䀮䀮,癫疾多言,耳鸣,口喝,齿痛,喉痹,嗌干,鼻衄衄血。

温溜　腕后五寸。针入三分,灸三壮。主头痛面肿,口喝,喉痹,肠鸣腹痛,哕逆,肩不得举,伤寒身热,癫狂见鬼。

下廉　曲池前五寸,兑肉分外斜。针入三分,灸三壮。主头风,肘臂痛,溺赤,肠鸣,气走注痛。

上廉　曲池前四寸,针灸主治同下廉。

三里　曲池前三寸,兑肉端。针入五分,灸三壮。主手臂肘挛不伸,齿痛,颊颔肿,瘰疬。

曲池　肘外辅、屈肘两骨中纹头尽处,以手拱胸取之。针入五分,灸三壮。主头痛,喉痹,肘臂酸痛不举,半身不遂,筋缓难以屈伸,腋痛,肩痛,皮燥,瘾疹,及瘈疭癫疾,寒热作渴,胸满,伤寒余热不净。

肘髎　肘大骨外廉近大筋陷中。针入三分,灸三壮。主肘节风痹,臂痛挛急。

五里　肘上三寸向里,大筋中央。禁针,灸十壮。主风劳,惊恐,吐血,肘臂痛,嗜卧,四肢不能动摇,寒热瘰疬,咳嗽,目视䀮䀮,疟疾,心下胀痛上气。

臂臑　肘上七寸,腘肉端,平手取之。针入五分,灸三壮。主寒热颈项拘急,瘰疬,肩臂痛不得举。

肩髃　肩端两骨陷中。举臂取之。针入六分,灸七壮,风盛灸二七壮为率,过多恐致臂细。主偏风不遂,手臂挛急,臂细无力,筋骨酸疼,肩中热,头不可顾,一切风热瘾疹。

巨骨　肩端上行两骨陷中。针入一寸半,灸三壮。主胸中瘀血,肩臂背膊疼痛。

天鼎　侧颈直缺盆,扶突后一寸。针入四分,灸三壮。主暴喑气哽,咽喉痹肿,喘息不食。

扶突　曲颊下一寸,仰而取之,针入四分,灸三壮。主舌本出,咳逆上气喘急,喉中如水鸡鸣。

禾髎　直鼻孔下侠水沟旁五分。针入一分,禁灸。主鼻窒口辟,鼻多清涕不止,鼽衄有疮,口噤不开。

迎香　禾髎上一寸,鼻旁陷中。针入三分,禁灸。主眼目赤肿,鼻塞不闻香臭。

3. 四十五穴足阳明,头维下关颊车停,承泣四白巨髎经,地仓大迎对人迎,水突气舍连缺盆,气户库房屋翳屯,膺窗乳中延乳根,不容承满梁门起,关门太乙滑肉门,天枢外陵大巨存,水道归来气冲次,髀关伏兔走阴市,梁丘犊鼻足三里,上巨虚连条口位,下巨虚跳上丰隆,解溪冲阳陷谷中,内庭厉兑经穴终。

足阳明胃经,左右九十穴。辰时自迎香交与承泣穴,上行至头维对人迎,循胸腹下至足指厉兑穴止。穴起自头维,行气实自承泣始也。

头维　额角发际本神旁一寸半。针入五分,禁灸。

下关　耳前动脉下廉,含口有空,张口则闭。针入三分,灸三壮。主耳痛鸣聋有脓,口喎,下牙齿痛、齿龋痛。

颊车　耳下八分,曲颊端陷中,开口有空。针入三分,灸三壮。主口辟痛不可以嚼,失音,牙痛,颔肿项强,恶风寒。

承泣　目下七分,上直瞳子。禁用针灸。

四白　目下一寸。针入三分,禁灸。主头痛,目眩泪出、痛痒生翳、瞤动不息。

巨髎　侠鼻孔傍八分直瞳子。针入三分,灸七壮。主风寒鼻准肿痛,瘛疭,口辟,目赤痛痒多泪,白翳遮睛。

地仓　侠口旁四分,近下有动脉处。针入三分,灸二七,重者灸七七壮。艾炷如一分,若大,令人口转喎,如欲治,灸承浆七七壮,忌房事、毒食。主偏风口喎、失音不言,饮食漏落,瞤动。

大迎　曲颔前一寸三分,骨陷中动脉。针入三分,灸三壮。主头痛,面浮,目瞤,口喎,口噤不言,下牙齿痛,寒热瘰疬,数欠气,风痉,颊颔肿连面。

人迎　结喉旁一寸半,大筋处。禁用针灸。

水突　直人迎下,气舍上,二穴之中。灸三壮。主咽肿,咳逆,气喘不得卧。

气舍　直人迎下,侠天突旁陷中。针入二分,灸三壮,主喉痹项强,瘿瘤肩肿,咳逆上气。

缺盆　肩前横骨陷中。禁针,灸三壮。主喉痹,瘰疬,咳嗽,寒热,缺盆中肿痛,腹满水气,哽噎,胸热息贲,胁下气上冲。

气户　巨骨下侠俞府旁二寸陷中,仰而取之,针入四分,灸五壮。主胸胁胀满,喘气有声,不知食味。

库房　气户下一寸六分。针入四分,灸五壮。主肺寒咳喘,唾脓血,胸胁支满。

屋翳　库房下一寸六分。针入四分,灸五壮。主身肿皮痛不可近衣,瘿疭不仁,咳喘,唾浊沫脓血。

膺窗　屋翳下一寸六分。针入四分,灸五壮。主胸胁痈肿及肠鸣泄泻,乳痈,寒热短气,睡卧不安。

乳中　即乳头上。禁用针灸。

乳根　乳下一寸六分。针入四分,灸五壮。主胸满痛及膺肿,乳痈热痛。以上缺盆至此,俱膺部三行。

不容　平巨阙旁三寸,挺身取之。针入五分,灸五壮。主口干,呕吐,喘咳,胸背引痛,胁痛,腹痛如刺,有痰癖,积气疝瘕。

承满　不容下一寸。针入八分,灸五壮。主喘逆不食,肩息唾血,胁下坚痛及肠鸣腹胀。

梁门　承满下一寸。针入八分,灸五壮。主胸胁下积气,不思饮食,大肠滑泄,谷不化。

关门　梁门下一寸。针入八分,灸五壮。主积气肠鸣,泄利不食,腹中游气侠脐急痛,痰疟振寒。

太乙　关门下一寸。针入八分,灸五壮。主癫狂,吐舌,心烦。

滑肉门　太乙下一寸。针入八分,灸五壮。主癫狂,吐舌,呕逆。或以不容至天枢七穴折量之。

天枢　平脐旁三寸。针入五分,灸百壮。主面浮肿,唾血,吐血,狂言,呕吐,霍乱,泄利,食不化,久积冷气绕脐切痛冲心,腹痛腹胀,肠胃游气切痛,女子漏下赤白。

外陵　天枢下一寸。针入八分,灸五壮。主腹中尽痛,心如悬,下引脐痛。

大巨　天枢下二寸。针入八分，灸五壮。主善惊烦渴，偏枯，癫疝，小腹满，小便难，阴下纵。

水道　天枢下五寸。针入二寸半，灸五壮。主腰背痛及三焦结热，二便不利，小腹满引阴中痛，膀胱寒。

归来　天枢下七寸。针入八分，灸五壮。主贲豚卵上入引茎痛，妇人血脏积冷。

气冲　天枢下八寸动脉。禁针，灸五壮。主腹中大热攻心，腹胀，脐下坚，癫疝，阴肿阴萎，茎中痛，两丸牵痛不可仰卧，及石水腹满，热淋不得尿，妇人月水不通，无子，气乱绞痛，胞衣不出。以上不容至此，俱腹部三行。

髀关　膝上伏兔后跨骨横纹中。针入六分，灸三壮。主黄疸，痿痹不得屈伸，股内筋急。

伏兔　膝髀罅上六寸向里。禁灸。

阴市　膝上三寸，直伏兔陷中，拜而取之。针入三分，禁灸。主腹满，痿厥少气，腰如水冷，痛不可顾。

梁丘　膝上二寸，两筋间。针入三分，灸三壮。主大惊，乳痛，筋挛，膝痹不得屈伸。

犊鼻　膝头眼外侧大筋陷中。针入六分，禁灸。主膝中痛不仁，难跪起。膝膑痛溃者不可治，不溃者可治。

三里　犊鼻下三寸，胻骨外廉分肉间。针入一寸，灸七壮，愈多愈好。主头目昏眩，口苦，口噤，鼓颔，口㖞，喉痹，呕吐，狂言狂笑，咳嗽多唾，乳肿乳痛，胃亏恶闻食气，或中消善饥，霍乱，疝瘕，胁胀，腹胀肠鸣，胸腹中瘀血，水肿，疟，痢，泄泻，身热肚热，恶寒，肘痛，心痛，腹痛，腰痛，足膝痿，足热，小腹坚满，小便不利，食气蛊毒，五劳羸瘦，七伤虚乏。

上巨虚　三里下三寸，举足取之。针入八分，灸三壮。主脏气不足，胁满，脐腹痛，飧泄食不化，偏风腰腿手足不仁，小便难。

条口　三里下五寸。针入三分，禁灸。主湿痹胫寒，足膝酸痛缓弱。

下巨虚　三里下六寸，针入三分，灸三壮。主发枯唇干，口中流涎，次指间痛，胃热不食，泄脓血，胸胁小腹痛，乳痈，暴惊狂，小便难，寒湿下注，足胫跗痛肉脱。

丰隆　外踝上八寸骨中。针入三分，灸三壮。主头痛面肿，喉痹，胸腹切痛，四肢肿，寒热汗出，大小便难，发狂歌走见鬼，及厥逆手卒青，心痛如刺。

解溪　足腕上系草鞋带处，去内庭上六寸半。针入五分，灸三壮。主头风目眩目赤,面肿,口痛齿痛,舌肿,腹肿,霍乱转筋,膝股肿胻酸,瘈疭,癫疾,疟疾。

冲阳 内庭上五寸骨间动脉。针入三分,灸三壮。主面肿,口眼㖞斜,齿龋痛,腹大不食,足痿,及热病汗不出,寒战发狂,疟疾。

陷谷 内庭上二寸骨陷中。针入五分,灸三壮。主面目痈肿浮肿,热病汗不出,振寒疟疾,胸胁支满,腹满喜噫,肠鸣而痛。

内庭 足次指三指歧骨陷中。针入三分,灸三壮。主口噤口㖞,齿龋痛,咽痛,腹胀不得息,四肢厥逆。

厉兑 足大指次指端,去爪甲角如韭叶。针入一分,灸一壮。热疟,主鼻不利、涕黄,口噤吐舌,龋齿,喉痹,颈戾,心痛,胫寒,寒热疟不嗜食,胀满不得息,尸厥中恶。

4. 二十一穴脾中州,隐白在足大指头,大都太白公孙盛,商丘三阴交可求,漏谷地机阴陵穴,血海箕门冲门开,府舍腹结大横排,腹哀食窦连天溪,胸乡周荣大包随。

足太阴脾经,左右四十二穴。巳时自冲阳过,交与足大指隐白,循腿腹上行,至腋下大包穴止。

隐白 足大指端内侧,去爪甲角如韭叶。针入一分,禁灸。主鼻衄,口渴,喘急,呕吐,胸痛,腹中冷气胀满,暴泄,胫中寒热,足不能温,卒尸厥不知人。

大都 足大指内侧本节后陷中,针入三分,灸三壮。主目眩,手足厥,呕吐,暴泄,霍乱,心痛,腹胀,热病汗出。

太白 足大指内侧核骨下陷中。针入三分,灸三壮。主头痛,头重,项痛,霍乱呕吐,或泄有脓血,胸胁胀痛,腹痛、腹胀、肠鸣,腰痛不可俯仰,热病烦闷,大便难。

公孙 太白后一寸陷中。针入四分,灸三壮。主头面肿,心痛,胃脘痛,痰壅膈闷胸胁疼,膈食反胃,伤寒结胸,腹胀腹鸣,泄泻里急,肠风下血,脱肛,五积疝癖,寒疟不食,妇人胎衣不下。

商丘 足内踝下微前陷中。针入四分,灸三壮。主心下有寒,脾疼,脾热,脾虚令人不乐,腹胀,心烦,骨痹,癫痫,疬疟,血痢后重,痔,骨蚀绝,阴股内痛,狐疝上下,小腹坚痛下引阴中。

三阴交 内踝上三寸,骨后筋前。针入三分,灸三壮。主膝内廉痛,小便不利,身重足痿,疬癖,腹寒气逆,脾病四肢不举,腹胀肠鸣,溏泄食不化,女子漏下不止。

漏谷　内踝上六寸骨下陷中。针三分,禁灸。主心悲气逆,肠鸣腹胀,饮食不为肌肤,疝癖冷气,小便不利,失精,湿痹不能行,足热痛,腿冷麻痹不仁。

地机　膝下五寸,大骨后,伸足取之。针入三分,灸三壮。主溏泄腹痛,气胀水肿,小便不利,腰痛,足痛,癫疾,精不足,女子血瘕,按之如以汤沃,股、膝、阴皆痛。

阴陵泉　膝下内侧辅骨下陷中,曲膝取之。针入五分,禁灸。主心下满,寒中腹胀胁满,腹中水气,喘逆,霍乱暴泄,足痛腰痛,小腹坚急,小便不利;又治遗尿失禁,气淋。妇人疝、瘕、癥同地机。

血海　膝膑上三寸内廉,骨后、筋前白肉际。针入五分,灸五壮。主血漏下,血闭不通,月水不调,气逆胀满。

箕门　血海上六寸,阴股内动脉应手筋间。禁针,灸三壮。主淋及小腹肿痛。以上足腿部。

冲门　大横下五寸,横骨两端约纹中。灸五壮。主寒气满腹积痛,阴疝,难乳,子气上冲。

府舍　大横下三寸。灸五壮。主心腹胁痛,积聚,霍乱。

腹结　大横下一寸三分。灸五壮。主绕脐冷痛抢心腹,寒泄,咳逆。

大横　平脐旁四寸半。灸五壮。主腹热欲走,太息,四肢不可动,多汗洞泄,大风逆气,多寒善愁。

腹哀　日月下一寸。禁用针灸。以上腹部四行。

食窦　天溪下一寸六分,举臂取之。针入四分,灸五壮。主胸胁支满,膈间雷鸣。

天溪　胸乡下一寸六分陷中,仰而取之。针入四分,灸五壮。主喘气,乳肿痛溃贯膺,余同食窦。

胸乡　周荣下一寸六分陷中,仰取之。针入四分,灸三壮。专主胸胁支满,引胸背痛。

周荣　中府下一寸六分陷中,仰取之。针入四分,禁灸。主胸胁支满,咳唾脓血,咳逆上气,饮食不下。以上膺部四行。

大包　侧胁部渊腋下三寸。针入四分,灸三壮。主腹大,胸胁中痛。内实则其身尽寒,虚则百节皆纵。

5. 九穴午时手少阴,极泉青灵少海深,灵道通里阴郄邃,神门少府少冲寻。

手少阴心经,左右一十八穴。午时自大包交与腋下极泉,循臂行至小指少冲穴止。

极泉　腋下筋间动脉入胸处。灸七壮。主目黄,咽干,心痛胁满,干呕烦渴,四肢不收。

青灵　肘上三寸,伸肘举臂取之。禁针,灸三壮。主头痛,目黄胁痛,肩不能举。

少海　肘内廉横纹头尽处陷中,曲手向头取之。针入三分,灸五壮。主头痛,目黄,目眩,项强,齿痛,呕吐,肩背肘腋胁引项痛,癫痫吐舌,疟疾寒热汗出,四肢不举。

灵道　去掌后一寸半。针入三分,灸三壮,主悲恐心痛,瘛疭,肘挛,暴喑。

通里　掌后一寸。针入三分,灸三壮。主头痛,目眩,面赤,暴哑,肘腕酸重,热病烦心,心悸,遗尿。

阴郄　掌后五分动脉中。灸七壮。主惊恐心痛,失喑,洒淅厥逆,霍乱,胸满,衄血。

神门　掌后兑骨端动脉陷中。针入三分,灸七壮。主妄笑妄哭,喉痹,心痛,数噫,恐怖少气,疟疾,饮冷恶寒,手臂蜷挛,喘逆,遗尿,大人小儿五痫。

少府　手小指本节后直劳宫陷中。针入三分,灸五壮。主嗌中有气如息肉状,掌热,肘腋手挛急,胸痛烦满,恐悸畏人及阴痛阴痒,遗尿。

少冲　手小指端内侧,去爪甲如韭叶。针入一分,灸一壮。主舌痛,口热,咽酸,掌热,心痛,痰气烦闷,悲恐善惊,手掌肘腋蜷痛,身热如火,惊痫沫出。

6. 手太阳穴一十九,少泽前谷后溪首,腕骨阳谷养老绳,支正小海肩贞偶,臑俞天宗连秉风,曲垣肩外肩中走,天窗天容上颧髎,听宫耳前珠旁取。

手太阳小肠经,左右三十八穴。未时自少冲交与小指少泽,循肘上行至面听宫穴止。

少泽　手小指端外侧,去爪甲角如韭叶。针入一分,灸一壮。主头痛,目翳遮睛,口热口干,舌强喉痹,唾如胶,寒疟汗不出,瘛疭,咳嗽,小指不用。

前谷　小指外侧本节前陷中。针入一分,灸三壮。主目眦烂,泪出目翳,鼻塞耳鸣,咽肿,颈项痛,臂痛肘挛,热病汗不出,痎疟,咳嗽,衄血,小便赤。

后溪　小指外侧本节横纹尖尽处,握掌取之。针一分,灸一壮。主喘息,身热恶寒,胸满,癫疾。余同前谷。

腕骨　掌后外侧高骨下陷中,握掌向内取之。针二分,灸三壮。主头痛,胁腋痛,肩、臂、腕急痛如脱,五指不可屈伸,乍寒乍热,疟,狂言,惊风,瘛疭。余同上二穴。

阳谷　手腕外侧兑骨下陷中。针二分,灸三壮。主目眩,上下齿痛,妄笑妄言,腹满,痔痛,阴痿。余同腕骨。

养老 腕骨后一寸陷中。灸三壮。主手挛肩痛,目昏。

支正 腕骨后五寸。灸三壮,针三分。主头痛目眩,颈肿项痛,风虚惊恐狂言,身热消渴善食,腰胫酸。

小海 肘内大骨外,去肘端五分陷中,屈肘取之。针二分,灸三壮。主头痛项强,龋齿,龈肿,痫证吐舌,瘈疭,癫狂,肘腋肿,疡肿,小腹痛,寒疝、风疟。

肩贞 肩髃后两骨罅间。针入一寸八分,禁灸。主颔痛项强,耳鸣耳聋,肩、手臂风痹不举。

臑俞 肩髎后大骨下、胛上廉陷中,举臂取之。针八分,灸三壮。主寒热,肩肿引胛中痛,臂酸无力。

天宗 秉风后大骨下陷中。针五分,灸三壮。主肩重臂痛,肘后廉痛,颊颔痛。

秉风 天宗前小髃后,举臂有空。针五分,灸三壮。主肩痛不举。

曲垣 肩中央曲胛陷中,按之应手痛。灸十壮。主周痹,肩胛拘急疼闷。

肩外俞 胛上廉去大杼旁三寸。灸三壮。主肩胛痛至肘,引项急,寒热。

肩中俞 胛内廉去大杼旁二寸陷中。灸三壮。主目昏,咳嗽唾血,上气寒热。

天窗 完骨下、发际上、颈上大筋处动脉陷中。针六分,灸三壮。主耳痛、耳鸣聋,颊肿咽痛,暴暗,肩痛引项。

天容 耳下颊车后陷中。灸三壮。主喉痹,颈肿项痛,耳鸣,咳喘寒热。

颧髎 面颊兑骨下、下廉陷中。禁用针灸。主目黄赤,口㖞僻,齿痛。

听宫 耳前珠子旁。针一分,灸三壮。主耳鸣聋,口嗫喉鸣,心腹痛满,臂痛,失音。

7. 足太阳穴六十七,睛明目内红肉藏,攒竹眉冲与曲差,五处上寸半承光,通天络却玉枕昂,天柱后际大筋外,大杼背部第二行,风门肺俞厥阴四,心俞督俞膈俞强,肝胆脾胃俱挨次,三焦肾气海大肠,关元小肠到膀胱,中膂白环仔细量,自从大杼至白环,各各节外寸半长。上髎次髎中复下,一空二空腰髁当,会阳阴尾骨外取,附分侠脊第三行,魄户膏肓与神堂,譩譆膈关魂门九,阳纲意舍仍胃仓,肓门志室胞之肓,二十椎下秩边场,承扶臀横纹中央,殷门浮郄到委阳,委中合阳承筋足,承山飞扬踝跗阳,金门昆仑下仆参,申脉京骨束骨忙,通谷至阴小指旁。

足太阳膀胱经,左右一百三十四穴。申时自听宫交与睛明,循头颈下背腰臀腿,至足小指至阴穴止。

晴明　目内眦红肉陷中。禁用针灸。

攒竹　当眉头陷中。禁用针灸。

眉冲　直眉头上神庭、曲差之间。针入三分,禁灸。主五痫,头痛鼻塞。

曲差　前发际侠神庭旁一寸半。灸七壮。主头项痛,目昏身热,心烦满,汗不出。

五处　上星旁一寸半。针三分,灸五壮止。主头风目眩,脊强反折,瘛疭,癫疾。

承光　五处后一寸半。禁用针灸。

通天　承光后一寸半。针三分,灸三壮。主头痛重,暂起僵仆,鼻塞喘息不利,口喎,多涕,衄衈有疮。

络却　通天后一寸半。禁针,灸三壮。主头旋耳鸣,目盲内障,癫狂,僵仆,瘛疭,腹胀满不得息。

玉枕　络却后一寸半,横侠脑户一寸三分,起肉枕骨上。禁针,灸三壮。主因失枕头重,头半边寒痛,项痛如拔,及风眩目痛,耳聋,鼻塞,目上插,卒起僵仆,恶见风寒,汗不出。

天柱　颈大筋外侠后发际陷中。针三分,灸三壮至百五十壮止。主头痛头旋,目昏、目如脱、泪出,鼻不知臭香,风眩卒暴,痫眩狂言,目上视,及项如拔,项疼急,烦满汗不出,身肩背痛欲折。以上头部二行。

大杼　第一节外一寸半陷中。针三分,禁灸。

风门　二节外一寸半。针五分,灸五壮。主伤寒头痛,项强,鼻塞流涕,目盲,衄血,咳嗽,呕逆,胸背痛,气短不安。

肺俞　三节外一寸半。针三分,灸三壮。主胸中痛满,背偻如龟,脊强支满,瘿气,吐逆上气,寒热不食,肉痛皮痒,传尸骨蒸,肺嗽喘咳,少气百病。

厥阴俞　四节外一寸半。灸五壮。主呕逆,牙疼,胸闷。

心俞　五节外一寸半。禁用针灸。

督俞　六节外一寸半。灸三壮。主寒热心痛,腹痛雷鸣,气逆。

膈俞　七节外一寸半。灸五壮。主喉痹,胸胁痛,肩背不得倾侧,心痛,痰饮吐逆,汗出,寒热骨痛,虚胀支满,痰疟,痃癖气块,膈上痛,身常湿,不食。

肝俞　九节外一寸半。针入三分,灸三壮。主中风,支满胁痛,短气不食,食不消,吐血,目昏,肩疼腰痛,寒疝,热病瘥后食五辛多患眼暗如雀目,鼻中酸,寒痉热痉。

胆俞　十节外一寸半,正坐取之。针三分,灸三壮。主头痛,目黄,舌干,心胀满,吐逆短气,痰闷,食难下不消,胸胁不能转侧,腋下肿,振寒汗不出。

脾俞　十一节外一寸半。针三分,灸三壮。主胁下满,吐泻疟痢,腹胀,黄疸身重,痃癖积聚,腹痛,寒热引脊痛,能食而瘦,腰脊强急,热痉骨痛。

胃俞　十二节外一寸半,针三分,灸三壮。主胁满脊痛,腹胀腹痛,肠鸣,呕吐不食,筋脉挛急。

三焦俞　十三节外一寸半。针三分,灸三壮。主头痛目眩,肩背拘急,腰脊强痛,腹胀腹痛,吐泻食不化,肠鸣,腹中积聚如石。

肾俞　十四节外一寸半,与脐相对。针三分,灸三五壮。主肾虚水胀,耳聋目昏,面赤,心痛如悬,胁痛引满,呕吐,寒中洞泄,腰痛,脚膝拘挛,小便赤白浊,尿血,遗精,小腹痛,好独卧,身重如水,骨蒸寒热,一切五劳七伤。

气海俞　十五节外一寸半。主腰痛,痔病。

大肠俞　十六节外一寸半。针三分,灸三壮。主腰痛,肠鸣胀满,绕脐中痛,二便不利,或泄痢食不化,脊强腹肿。

关元俞　十七节外一寸半。主风劳腰痛,泄痢虚胀,小便难,妇人瘕聚诸疾。

小肠俞　十八节外一寸半。针三分,灸三壮。主大便脓血,痔痛出血,妇人滞下,大便难,小便淋,泄痢五色,重下肿痛,腰脊强,疝痛。

膀胱俞　十九节外一寸半。针三分,灸三壮。主风劳腰痛,泄痢肠痛,便难溺赤,阴疮,足胫冷,拘急不得屈伸,女人瘕聚,烦满汗不出,小便黄赤,腰脊急强,积聚坚结,足膝不仁,热痉引骨痛。

中膂俞　二十节外一寸半,伏而取之。针三分,灸三壮。主赤白痢,虚渴汗出,腰不得俯仰,腹胀,胁痛,疝寒,热痉反折。

白环俞　二十一节外一寸半。禁用针灸。

上髎　腰髁骨下第一空,侠脊两旁陷中,余三髎少斜,上阔下狭是也。针二寸,灸三壮。主鼻衄,呕逆,寒热腰痛,妇人绝子,疟寒热,阴挺出不禁,白沥,痉反折,大小便利。

次髎　第二空陷中。针二寸,灸三壮。主腰下至足不仁,恶寒,妇人赤白沥下,心下积胀,大小便利,疝气下坠。

中髎　第三空陷中。针二寸,灸三壮。主五劳七伤六极,腰痛,妇人赤淫时白,气癃,月事少,大便难,小便利,腹胀飧泄。

下髎　第四空陷中。针二寸,灸三壮。主腰痛,妇人下泔汁不禁,赤沥,阴中痒痛引小腹,不可俯仰,大小便利,肠鸣腹胀欲泄。

会阳　阴尾骨外各开一寸半。针入八分,灸三壮。主腹中有寒,泄泻肠澼,便血久痔,阳虚阴汗湿。以上俱属背部第二行,各开一寸半。

附分　第二节外三寸,附项内廉陷中,正坐取之。针八分,灸五壮。主背痛引颌引头,肩背拘急,风冷客于腠理。颈项强痛不得回顾,风劳臂肘不仁。

魄户　三节外三寸。针五分,灸五壮。主咳逆喘气不得卧,肺寒热,项强,背胛无力,劳损痿黄,五尸走注。

膏肓　四节外三寸取穴。主治见后灸法。

神堂　五节外三寸。针三分,灸五壮。主肩痛,胸腹满,脊强急,寒热。

譩譆　六节外三寸,膊内廉,以手压之,令病人抱肘作譩譆之声,则指下动矣。针六分,灸五壮。主目眩,鼻衄,肩背痛,胁痛,喘急,热病汗不出,虚损不睡,五心热,寒痉,寒疟、风疟、温疟、痎疟、久疟,小儿食时头痛。

膈关　七节外三寸,正坐开肩取之。针五分,灸五壮。主背痛脊强,食不下,唾哕多涎沫。

魂门　九节外三寸。针五分,灸五壮。主食饮不下,腹中雷鸣,大便不节,呕吐不住,多涎。

阳纲　十节外三寸。针五分,灸五壮。主小便黄,肠鸣泄泻,消渴身热,面黄怠惰,目黄不嗜食。余同魂门。

意舍　十一节外三寸。针五分,灸五壮至一百壮止。主腹满虚胀,大便泄滑,消渴面黄,嗜饮,目赤。

胃仓　十二节外三寸。针五分,灸五壮。主腹内虚胀,水食不消,恶寒不能俯仰,水肿胕胀,食饮不下。

肓门　十三节外三寸。针五分,灸三十壮。主心下坚满,妇人乳有余疾。

志室　十四节外三寸。针五分,灸五壮。主腰脊强,腹痛,阴痛下肿,失精,小便淋沥。

胞肓　十九节外三寸陷中,伏而取之。针灸主治同志室。

秩边　二十节外三寸。针五分,灸三壮。伏而取之。主腰痛、尻重不能举,发肿,小便赤黄。以上俱属背部三行。

承扶　尻臀下、阴股上、横纹中。针五分,禁灸。主腋下肿,脊腰尻臀阴股寒痛,痔疮,小便不禁,大便直出,遗精,胞寒,又大便难者亦治。

殷门　扶承下六寸。针五分,禁灸。主腰脊不可俯仰,股外肿,因瘀血注之。

浮郄　委阳上一寸,屈膝取之。针五分,灸三壮。主小腹热,大便坚,膀胱经热,大肠结,股外筋急。

委阳 膝腕横纹尖外廉两筋间,委中外二寸,屈身取之。针七分,灸三壮。主阴跳,遗,小便难,小腹坚痛引阴中淋沥,腰痛脊强,瘈疭,癫疾,头痛筋急,腋肿,胸满膨胀,身热,飞尸遁注,痿厥不仁。

委中 膝腕内腘横纹中央动脉。针五分,禁灸。凡患风痹,腰脚重痛,于此刺血,久疾亦皆立已。主小腹热而偏痛,尿赤难,衄血不止,腰痛侠脊至头皆痛,痔痛,胁下肿痛,脚弱膝挛,腰尻重不能举,半身不遂,热病汗不出,足热厥逆。余同委阳。

合阳 直委中下一寸。针五分,灸五壮。主腰脊强痛引腹,膝股热,胻酸重,癫疝,女子崩中,腹痛,肠澼,阴痛。

承筋 胫后腨股中央,从脚跟上七寸。禁针,灸三壮。主治同承山。

承山 腨股下分肉间,拱足去地一尺取之。针七分,灸五壮。主头痛,鼻衄衄,指肿,腰脊痛,腹痛,小腹疝气,大便难,脚挛胫酸痹,跟痛急,足下热不能久立,转筋,霍乱,瘈疭,久痔肿痛,肢肿,寒热汗不出。

飞扬 外踝上七寸骨后。针五分,灸三壮。主头痛目眩,鼻衄,颈项疼,历节风,足指不得屈伸,腰痛腨痛,寒疟,狂疟,癫疾吐舌,痉反折,痔篡伤痛,野鸡痔,逆气,足痿失履不收。

跗阳 外踝上三寸,飞扬下。针六分,灸三壮。主头重,痿厥风痹,腨外廉骨痛,四肢不举,瘈疭,时有寒热。

金门 外踝下骨空陷中。针三分,灸三壮,主癫疾,马痫反张,尸厥暴死,转筋霍乱,脚胫酸,身战不能久立。

昆仑 外踝后,跟骨上陷中动脉。针五分,灸三壮。主头热目眩如脱,目痛赤肿,鼻衄衄,腹痛腹胀,喘逆,大便洞泄,体痛,霍乱,尻腰肿,腨跟肿,脚如裂不得履地,风痫口噤,疟多汗,小儿阴肿,头眩痛,脚痿转筋,尸厥中恶,吐逆咳喘暴痛。

仆参 足后跟骨下陷中,拱足取之。针三分,灸七壮。主足跟痛,足痿,癫痫吐舌鼓颔,狂言见鬼恍惚,尸厥,烦痛,转筋霍乱,小儿马痫反折。

申脉 外踝下容爪甲白肉际陷中。针三分,禁灸。主目反上视,或赤痛从内眦始,腰痛,胫寒热不能久立坐,癫疾,鼻衄。

京骨 足外侧大骨下赤白肉际陷中。针三分,灸三壮。主头热目眩,白翳从内眦始,鼻衄,鼻不利,涕黄,颈项强痛,脊背及脚难以俯仰,痉,疟,癫狂,惊悸,不食,痰注,髀枢痛,淋沥。

束骨　足小指外侧本节后陷中,针三分,灸三壮。主目眩,目赤烂,耳聋,项强,腰痛,肠澼,癫狂,大便时头痛,疟疾,从脚胫至髀枢中痛不可举。

通谷　足小指外侧本节前陷中。针二分,灸三壮。主头重头痛,目眩,咽疮,鼻衄清涕,项强痛,胸胁满,心下悸,留饮数欠,热病汗不出。

至阴　足小指端外侧去爪甲角如韭叶。针一分,灸三壮。主头风鼻塞,鼻衄清涕,耳鸣聋,胸胁痛无常处,腰胁引痛,小便不利,失精,风寒从足小指起,脉痹转筋,寒疟汗不出,足下热。

8. 足少阴穴二十七,涌泉然谷太溪溢,大钟水泉照海深,复溜交信筑宾实,阴谷膝内附骨后,以上从足走至膝,横骨大赫连气穴,四满中注肓俞脐,商曲石关阴都密,通谷幽门寸半开,折量腹上分十一,步廊神封膺灵墟,神藏彧中俞府毕。

足少阴肾经,左右五十四穴。酉时自至阴交与足心涌泉,循膝腹上行至胸俞府穴止。

涌泉　脚掌中心,屈足卷指取之。针三分,灸三壮。主目眩,喉痹,胁满,心中结热,心痛,咳嗽身热,风痫,腰痛,女子如妊娠,五指端尽痛,足不得履地,引入腹中痛。

然谷　内踝前起骨下陷中。针三分,灸三壮。刺此多见血,令人立饥欲食。主喉痹,舌下肿,涎出,喘气,咳唾血,消渴,心恐惧,洞泄,胸中寒,脉代,温疟,阴缩内肿,小腹寒疝抢胸胁,淋沥,男子精溢,䯒酸跗肿不能履地,一足寒一足热,小儿初生脐风口噤。

太溪　内踝后五分跟骨间动脉陷中。针三分,灸三壮。主咽肿呕吐,口中如胶,善噫咳逆,咳嗽唾血,胁痛腹痛,痃癖疝瘕积聚与阴相通,及足清不仁,热病多汗,黄疸多热少寒,大便难。

大钟　太溪下五分。针二分,灸三壮。主实则小便淋闭,洒洒腰脊强痛,大便闭涩,嗜卧,口中热;虚则呕逆多寒,欲闭户而处,少气不足,胸胀喘息,舌干,咽中多噫不得下,善惊恐不乐,喉中鸣,咳唾血,腹满便难,多寒少热。

水泉　太溪下一寸。针二分,灸三壮。主月事不来,来即心下闷痛,目不能远视,阴挺出,小便淋沥,腹中痛。

照海　内踝下四分微前小骨下。针四分,灸三壮。主嗌干,四肢懈怠,善悲不乐,久疟卒疝,小腹痛,呕吐嗜卧,大风偏枯不遂,女子淋沥,阴挺出,阴暴起疝,小腹热而偏痛,大风默默不知所痛,视如不明。

复溜　内踝后上二寸动脉中。针三分,灸五壮。主目昏,口舌干,涎自出,腹鸣鼓胀,水肿;视溺青赤黄白黑,青取井,赤取荥,黄取俞,白取经,黑取合;血气泄,后肿,五淋,小便如散火,骨寒热,汗注不止,腰脊痛不可起坐,脚后廉急不可前却,足跗上痛,风逆四肢废。

交信　内踝上二寸,复溜前三阴交后,筋骨间。针四分,灸三壮。主气淋,癫疝阴急,股引䯒内廉骨痛,泄痢赤白,女子崩漏。

筑宾　内踝上、腨分中骨后,大筋上、小筋下,屈膝取之。针三分,灸五壮。主小儿疝痛不得乳,癫狂呕沫,足腨痛。

阴谷　膝内附骨后,大筋下、小筋上动脉,屈膝取之。针四分,灸三壮。主舌下肿,膝痛如锥,股内廉痛,阴痿,妇人漏下,心腹胀满不得息,小便黄。以上俱足膝部。

横骨　阴上横骨中央,宛曲如仰月陷中,曲骨外一寸半。禁针,灸三壮。主五脏虚竭,腹胀,小便难,失精,阴痛。

大赫　气穴下一寸。针一寸,灸五壮。主虚劳失精,阴上缩,茎中痛,灸三十壮,女子赤沃。

气穴　四满下一寸。左名气穴,右名子户。针一寸,灸五壮。主月水不通,腰脊痛,时泄利。

四满　中注下一寸,针一寸,灸五壮。主腹痛奔豚,脐下积疝,妇人胞中恶血疗痛。

中注　肓俞下一寸,针一寸,灸五壮。主小腹热,大便燥。

肓俞　平神阙外一寸半,针一寸,灸五壮。主大便燥,腹痛,及大腹寒疝,小腹有热。

商曲　石关下一寸。针一寸,灸五壮。主腹中积聚切痛不食。

石关　阴都下一寸。针一寸,灸五壮。主多呕,脊强不弯,大便气结,心满,痉反折,妇人胞中恶血逆痛。

阴都　通谷下一寸。针一寸,灸三壮。主多唾呕沫,心满气逆肠鸣,热疟便难,妇人无子,胞中恶血绞痛不可忍。

通谷　幽门下一寸。针五分,灸五壮。主头痛目昏,鼻衄清涕,项强,口㖞,暴喑,咽喉不利,心中愤郁,惊悸,呕吐,胸满留饮,癖积。

幽门　平巨阙外一寸半。针五分,灸五壮。主善呕涎唾沫,食饮不下,泄有脓血,胸痛烦闷,健忘,腹胀满气逆。以上俱腹部二行。

步廊　神封下一寸六分,去中庭外二寸。针四分,灸五壮。主鼻塞,胸胁支满,喘息不得举臂。

神封　灵墟下一寸六分。针四分,灸五壮。主胸满不得息,咳逆,乳痈恶寒。

灵墟　神藏下一寸六分。针四分,灸五壮。主胸胁支满,喘气,呕吐不食。

神藏　彧中下一寸六分。针四分,灸五壮。主咳嗽。余同灵墟。

彧中　俞府下一寸六分。针四分,灸五壮。主喘悸,余同灵墟。

俞府　巨骨下去璇玑外二寸。针灸主治同灵墟。以上俱属膺部二行陷中,仰而取之。

9. 九穴心包手厥阴,天池天泉曲泽深,郄门间使内关对,大陵劳宫中冲侵。

手厥阴心包络经,左右一十八穴。戌时自俞府交与乳旁天池,循手臂下行至中指中冲穴止。

天池　乳外二寸侧胁陷中。针三分,灸三壮。主头痛寒热,胸满腋肿,上气喉中有声。

天泉　曲腋下二寸,举臂取之。针三分,灸三壮。主咳逆胸胁支满,膺背胛臂内廉骨痛。

曲泽　肘腕内横纹中央动脉,曲肘取之。针三分,灸三壮。主心痛,逆气,呕涩或血,善惊,及伤寒温病身热口干,肘瘈掣痛,摇头。

郄门　大陵后五寸。针五分,灸五壮。主心痛,衄血、呕血,惊恐,神气不足。

间使　大陵后三寸。针六分,灸七壮。主胸痹引背痛,心悬如饥,卒心痛,肘内廉痛,热病烦心,喜哕喜动,恶风寒,呕吐,掌热,多惊,腋肿,肘挛急。

内关　大陵后二寸。针六分,灸三壮。主面赤热,目昏,目赤,支满,中风,肘挛,实心暴痛,虚心烦惕惕。

大陵　掌后横纹两筋两骨陷中。针六分,灸三壮。主头痛,目赤,舌本痛,喉痹嗌干,咳逆呕热喘急,喜笑喜惊,手掣手挛及肘挛腋肿,心痛烦闷,掌热,身热如火,一切风热无汗,疟疾,疮疥。

劳宫　手掌横纹中心,屈中指取之。针三分,灸三壮。主咽嗌痛,大小便见血不止,风热,善怒喜笑,热病汗不出,怵惕,胸胁不可反侧,咳喘,溺赤,呕吐血,气逆噫不止,食不下,善渴,口中烂,手痹掌热,黄疸目黄。

中冲　手中指端去爪甲如韭叶陷中。针一分,灸一壮。主头痛如破,神气不足,失忘。余同大陵。

10. 二十三穴手少阳,关冲液门中渚旁,阳池外关支沟正,会宗三阳四渎长,天井清冷渊消泺,臑会肩髎天髎堂,天牖翳风瘈脉青,颅息角孙丝竹张,和髎耳门听有常。

手少阳三焦经,左右四十六穴。亥时自中冲交与手四指关冲,循臂上行至面耳门穴止。

关冲　手四指端外侧去爪甲角如韭叶。针一分,灸三壮。主风眩头痛,目翳,舌卷、舌本痛,口干喉痛,心烦,臂外廉痛,手不及头,肘疼不能自带衣,肩臂酸重,心痛,风热病烦闷汗不出,掌中热,身热如火,或寒霍乱,气逆不得卧。

液门　手小指次指本节前陷。针二分,灸三壮。主头痛面热无汗,风寒热,耳痛聋鸣,目涩目眩,齿痛面赤,咽外肿,内如息肉,寒厥,疟疾,呼吸短气,喜惊,臂痛不能上下。

中渚　手小指次指本节后陷中,握掌取之。针二分,灸三壮。主头重,颔颅热痛,目昏面赤,咽肿嗌痛,耳聋痛,肘臂痛,手指不得屈伸,热病汗不出,目生翳膜,久疟寒热。

阳池　手掌背横纹陷中。针二分,灸三壮。主热病汗不出,寒热证,或因折伤手腕捉物不得,肩臂痛不得举。

外关　阳池后二寸。针三分,灸三壮。主肘腕酸重不得屈伸,手指尽痛,耳浑浑无所闻,臂痿不仁。

支沟　阳池后三寸,两筋骨间。针二分,灸三壮。主面赤目赤,嗌痛暴喑,口噤,呕吐,霍乱,腋痛及真心痛,肘臂酸痹,马刀肿,瘘漏,疮疥,女人脊急,四肢不举,热病汗不出。

会宗　支沟外旁一寸空中。灸三壮。主耳聋,肌肤痛,风痫。

三阳络　阳池后四寸。禁针,灸七壮。主嗜卧,四肢不欲动摇,耳卒聋,齿龋,暴喑不言。

四渎　肘前五寸外廉陷中。主呼吸短气,咽中如息肉状,耳暴聋,下牙痛。

天井　肘上大骨后一寸两筋陷中,屈肘取之。针一寸,灸三壮。主大风默默不知所痛,疟食时发,心痛,惊瘛,癫痫吐舌,羊鸣戾颈,肩痛,瘰疬麻木,咳嗽唾脓。

清冷渊　肘上三寸,伸肘举臂取之。灸三壮。主肩不举,头痛目黄,胁痛振寒。

消泺　肩下臂外间,腋斜肘分取之。针五分,灸三壮。主头痛,项如拔,颈有大气,寒热痹。

臑会　臂前廉去肩头三寸。针五分,灸五壮。主瘿瘤气,咽肿;寒热瘰疬,癫疾,肘节痹,臂酸重,腋急痛,肘臂痛难屈伸。

肩髎　肩端外陷,臑会上斜,举臂取之。针七分,灸二壮。主臂痛重不举。

天髎　缺盆上毖骨际陷中。针八分,灸三壮。主肩臂肘痛或引颈项急,寒热胸满,缺盆中痛,汗不出。

天牖 耳下颈大筋外,发际上一寸。禁用针灸。

翳风 耳珠后陷中,按之引耳中。针三分,灸七壮。主耳痛鸣聋,口噤,口眼喝斜,下牙齿痛,失欠脱颌,颊肿,牙车急痛。

瘛脉 耳本后鸡足青脉上。禁用针灸。

颅息 耳后上青脉间。禁针,灸七壮。主头重目昏,风聋耳痛,塞耳痛鸣,呕吐,胸胁引痛不得俯仰及发瘛风疢。

角孙 耳廓上中间,发际下,开口有空。禁针,灸三壮。主目生肤翳,牙痛,颈肿项痛。

丝竹空 眉毛骨后陷中。针三分,禁灸。

和髎 耳门前兑发下横动脉。针三分,禁灸。主风痛头重,牙车急,耳鸣,颔颊肿。

耳门 耳前起肉,当耳缺处。针三分,灸三壮。主耳痛鸣聋、有脓汁出、生疮,底耳聤耳,齿痛。

11. 少阳之经瞳子髎,四十三穴行迢迢,听会上关颔厌集,悬颅悬厘曲鬓翘,率谷本神及阳白,临泣目窗正营招,承灵天冲浮白次,完骨窍阴脑空摇,风池肩井渊腋部,辄筋日月京门标,带脉五枢维道续,居髎环跳风市邀,中渎阳关阳陵穴,阳交外丘光明宵,阳辅悬钟丘墟外,足临泣地五侠溪,第四指端窍阴毕。

足少阳胆经,左右八十六穴。子时自耳门交与目眦瞳子髎,循头耳侧胁下行,至足小指窍阴穴止。

瞳子髎 去目外眦五分。禁用针灸。

听会 耳珠前陷中,开口有空。针三分,灸五壮。主耳鸣聋,齿痛,口噤,牙车急痛或脱,呕吐,骨酸,癫狂,瘛疢。

上关 耳前起骨上廉,开口有空。禁针,灸三壮。主青盲,耳痛鸣聋,口喝,唇吻强,口沫出,目眩,牙车紧,瘛疢。

颔厌 对耳额角外。针五分,灸三壮。主风眩,目无所见,偏头痛引目外眦急,耳鸣,好嚏,颈痛。

悬颅 斜上额角中,在悬厘间。针三分,灸三壮。主面皮赤肿,身热烦满,汗不出。余同颔厌。

悬厘 从额斜上头角下陷。针三分,灸三壮。主偏头痛,目外眦赤痛,面赤痛,羊癫,烦满,热病汗不出。

曲鬓 耳上入发际,曲隅陷中,鼓颔有空,以耳掩前尖处是穴。针三分,灸三壮。主暴喑,齿龋,颊颔肿,口噤,牙车急痛。

率谷　耳上入发际一寸半。针三分,灸三壮。主烦满呕吐,醉伤酒,风目眩痛,膈胃寒痰,脑角眩痛不食。

本神　临泣外一寸半。主癫疾呕吐涎沫,小儿惊痫。

阳白　眉上一寸直瞳子。针三分,灸三壮。主瞳子痛痒昏蒙,目系急上插,头目痛,目眵,背寒。

临泣　当目直上入发际五分。针三分,禁灸。主中风不识人,目翳多泪,风眩鼻塞,腋肿,喜啮;胸痹,心痛,胁痛,疟日两发。

目窗　临泣后一寸。针三分,灸五壮。主热逆头痛目眩,唇吻强,上齿痛,目外眦赤不明,寒热汗不出。

正营　目窗后一寸。针三分,灸五壮。主诸阳之热。

承灵　正营后一寸半。针三分,灸五壮。主脑风头痛,恶风寒,鼻衄,喘急。

天冲　承灵后一寸半,耳上如前三分。针三分,灸三壮。主头痛牙肿,癫证善惊恐。

浮白　耳后入发际一寸。针三分,灸七壮。主齿痛,耳鸣,颈项痈肿,瘿瘤,肩背痛,手纵足缓,中满喘息,咳逆痰沫。

完骨　耳中入发际四分。针三分,灸七壮。主头面痛,口㖞,牙车急,齿痛,喉痹,颈项肿,颊肿引耳后痛,肘痛,足痿,癫疾僵仆,狂疟,小便黄赤。

窍阴　完骨上,枕骨下,摇耳有空。针三分,灸七壮。主头痛如锥,颔痛引耳,耳鸣,舌本出血及舌寒,口干心烦,臂外肘节痹不及头,鼻管疽发为疠,鼻衄,及四肢转筋,痈疽。

脑空　承灵后,侠玉枕旁枕骨下陷中,摇耳有空。针四分,灸三壮。主脑风头痛目眩,耳鸣聋,鼻衄,鼻疽发为疠,项强寒热,癫疾羸瘦。昔魏武患头风,发即心闷乱、目眩,华佗灸之立愈。

风池　耳后一寸半,横侠风府。针三分,灸七壮至一百壮止。主脑疼,肺风面赤而肿,目昏,项强,鼻衄,咽喉瘘引项挛不收,寒热癫仆,烦满汗不出,痎疟寒热,温病汗不出,目眩头痛,泪出,欠气,目眦赤痛,气发耳塞,口僻,项背伛偻。

肩井　缺盆骨后一寸半,以三指按取之,当中指下陷中。针六分,灸七壮。主五劳七伤,颈项强,背膊闷,两手不得向头,或因扑伤腰髋疼,脚气上攻;妇人坠胎后手足厥逆,咳逆寒热,栖索气不得卧。

渊腋　侧腋下三寸陷中,举臂取之,禁用针灸。

辄筋　渊腋前一寸。针入六分,灸三壮。主胸暴满,喘息不得卧。

日月　期门下五分,乳下三肋端。针七分,灸五壮。主小腹热欲走,太息,喜怒不常,多言语,唾不止,四肢不收。

京门　监骨上,腰中侠脊处,季肋本。针三分,灸三壮。主腰痛不得俯仰,寒热膜胀引背不得息,小便赤涩,小腹痛肿,肠鸣洞泄,髀枢引痛肩背,寒痉,肩胛内廉痛,脊痉反折体痛。

带脉　季肋下一寸八分。针六分,灸五壮。主妇人小腹坚痛,月水不调,赤白带,里急瘛疭。

五枢　水道外一寸半。针一寸,灸五壮。主男子寒疝,阴卵上入小腹痛,妇人带下赤白,里急瘛疭。

维道　章门下五寸三分。针八分,灸三壮。主呕逆不止,三焦不调,水肿,咳逆。

居髎　章门下八寸三分陷中。针八分,灸三壮。主腰引小腹痛,肩引胸臂挛急,手臂举不及肩。

环跳　髀枢碾子骨后宛宛中,侧卧蜷上足,伸下足取之。针一寸,灸五十壮。主风湿冷痹,风疹,偏风半身不遂,腰胯痛不得转侧,及胸胁痛无常处,腰胁相引急痛,髀枢中痛,胫痛,胫痹不仁。

风市　膝上外廉两筋中,以两手着腿,中指尽处是穴。针五分,灸五壮。主疬风疮。

中渎　膝上五寸,大骨外分肉陷中。禁用针灸。

阳关　阳陵泉上二寸,犊鼻外廉陷中。禁用针灸。

阳陵泉　膝品骨下一寸,外廉两骨陷中,以蹲坐取之。针六分,灸七壮至七七壮。主膝伸不屈,冷痹,偏风半身不遂,脚冷无血色,及头痛寒热,口苦咽不利,头面肿,胸胁满,心中恐如人捕。

阳交　与外丘并斜向三阳分肉间。针六分,灸三壮。主寒厥,惊狂,喉痹,胸满,面肿,寒痹膝胫不收。

外丘　足外踝上七寸骨陷中。针五分,灸三壮。主肤痛痿痹,胸胁胀满,颈项痛,恶风寒,癫疾。

光明　外踝上五寸。针七分,灸五壮。主热病汗不出,卒狂,虚则痿痹,坐不能起;实则足胫热,膝痛,身体不仁,膝胫酸痛无力,手足偏小。

阳辅　外踝上四寸,附骨前绝骨端。针五分,灸三壮。主腰痛如坐水中、如锤,膝下肤肿筋痿,诸节尽痛,痛无常处,腋下肿,瘰漏马刀,喉痹,膝胻酸,风痹不仁,寒热胁痛。

悬钟　外踝上三寸动脉中。针三分,灸三壮。主心腹胀满,胃热不食,膝胫痛,筋挛足不收,五淋,湿痹流肿,筋急瘈疭,小儿腹满不食,四肢不举,风劳身重。

丘墟　足外踝下微前陷中,去临泣三寸。针五分,灸三壮。主头肿,目昏生翳,胸胁满痛不得息,久疟振寒,腋下痛,痿厥坐不能起,髀枢中痛,腿胫酸转筋,卒疝,小腹坚,寒热。

临泣　侠溪上一寸半陷中。针三分,灸三壮。主目眩目痛,枕骨痛,心痛胸满,缺盆至腋下肿,马刀伤瘘,大风周痹,痛无常处,气喘,痎疟日西发,妇人乳痛,月事不利,小儿惊痫。

地五会　侠溪上一寸。禁用针灸。

侠溪　足小指、四指本节前歧骨陷中。针三分,灸三壮。主目外眦赤、目眩、目系急、目痒,耳聋鸣,颊颔肿,胸胁痛满不可转侧、痛无常处,疟,足痛,腋肿马刀,妇人小腹坚痛,月水不通,乳肿溃,胸中寒如风状,头眩颊痛。

窍阴　足第四指端外侧,去爪甲角如韭叶。针一分,灸三壮。主头痛心烦,喉痹,舌强口干,暴聋,胁痛,咳逆不得息,热病汗不出,肘不可举,四肢转筋,足烦,痈疽。

12. 一十三穴足厥阴,大敦行间太冲侵,中封蠡沟中都近,膝关曲泉阴包临,五里阴廉羊矢穴,章门常对期门深。

足厥阴肝经,左右二十六穴。丑时自窍阴交与足大指端大敦,循膝股上行至腹期门穴止,寅时复行于肺经也。

大敦　足大指端去爪甲如韭叶,后三毛中。针三分,灸三壮。主卒疝偏坠及小便数、遗溺,阴头中痛、阴跳上入腹连脐痛。病左灸右,病右灸左。又治心痛,腹胀,腹痛,中热喜寐,尸厥,妇人血崩不止,五淋,哕噫。

行间　足大指次指歧骨间动脉陷中。针三分,灸三壮。主目盲泪出,口㖞,嗌干,咳逆呕血,心痛面苍黑欲死,胸背痛,腹胀烦渴,腰痛,寒疝小腹肿,溺难,白浊,茎中痛,癫疾,四肢逆冷;妇人月水不利、赤白带下,或身有反败,阴寒振寒,溲白、尿难痛。

太冲　行间上二寸动脉中。针三分,灸三壮。主唇肿,喉鸣嗌干,腋肿马刀,呕逆呕血,善渴,胁满发寒,腰引小腹痛,小便如淋,㿉疝小腹肿,溏泄遗溺,阴痛,面色苍,及足寒,大便难,发寒,胕肿,内踝前痛,脐酸,女人崩漏,小儿卒疝。

中封　足内踝前一寸陷中,仰足取之。针四分,灸三壮。主咽偏肿难咽,嗌干善渴,痎疟色苍,振寒,小腹肿,绕脐痛,足逆冷,寒疝引腰痛,或身微热,小腹痛,溲白,尿难痛,身黄身重,内踝前痛,膝肿痿厥,身体不仁,癫疝瘕,暴痛,痿厥。

蠡沟　内踝上五寸。针二分,灸三壮。主卒疝小腹肿,时小腹暴痛,小便癃闭,数噫,恐悸,少气,腹痛,咽如有息肉,背拘急,女子赤白带下,暴腹刺痛。

中都　内踝上七寸,胫骨中。针三分,灸五壮。主肠澼,癀疝,小腹痛,妇人崩中,因恶露不绝,足下热,恶寒,不能久立,湿痹不能行。

膝关　犊鼻下二寸,向里陷中。针三分,灸五壮。主咽痛,风痹,膝内痛引膑,不可屈伸。

曲泉　膝内辅骨下横纹尖陷中,屈膝取之。针六分,灸三壮。主膝疝,阴股痛,胁满,小便难,癃闭,少气,泄利,四肢不举,及身热目眩,汗不出,膝痛筋挛,发狂,衄血,喘呼咽痛,头风,失精,下利脓血,阴肿,妇人血瘕,按之如汤浸股内,小腹肿,阴挺出。

阴包　膝上四寸,股内廉两筋间。灸三壮。主腰尻引小腹痛,溺不禁。

五里　气冲下三寸,阴股中动脉。灸五壮。主热闭不得溺,嗜卧,四肢不得动摇。

阴廉　气冲下二寸动脉中。灸三壮。主妇人绝产,若未经生产者,灸三壮即有子。

羊矢　气冲外一寸。

章门　脐上二寸,横取六寸,侧胁季肋端陷中,侧卧屈上足,伸下足,举臂取之。针八分,灸三壮至百壮止。主哕噫呕吐,咳逆,或吐无所出,胸胁满痛,喘息,心痛烦热,伤饱黄瘦,贲豚腹肿肠鸣,脊强,四肢懈惰,善恐少气,厥逆,肩臂不举,热中善食,寒中洞泻,石水身肿,诸漏。

期门　不容外一寸半,乳下二肋端。针七分,灸五壮。主胸中热,胁胀,心痛,气短,喜酸,腹大坚、小腹尤大,小便难,阴下纵,贲豚上下,霍乱泄注,大喘,妇人产余疾。

13. 督脉中行二十七,长强腰俞阳关密,命门悬枢接脊中,筋缩至阳灵台逸,神道身柱陶道长,大椎平肩二十一,哑门风府脑户深,强间后顶百会率,前顶囟会上星圆,神庭素髎水沟窟,兑端开口唇中央,龈交唇内任督毕。

督脉二十七穴。背部中行,属阳。

长强　背脊骶尾骨下陷中。跌坐地上取之。针二分,日灸三十壮至二百壮止。慎房事。此痔根本。忌冷。主心痛,肠风下血,五痔,痔蚀,小儿脱肛泻血,秋深不较,惊痫瘛疭,吐注惊恐,失精,目昏头重,洞泄,腰脊强痛,寒痉,癫疾。

腰俞 二十一节。针二分,灸七壮至四十九壮止。忌房事。主汗不出,足清不仁,腰脊强,温疟痎疟。

阳关 十六节。针五分,灸三壮。主胫痹不仁。

命门 十四节。针五分,灸三壮。主头痛如破,身热如火,汗不出,瘛疭里急,腰腹引痛。

悬枢 十三节。针三分,灸三壮。主腰脊不得屈伸,腹中上下积气,水谷不化,下痢。十二节名接脊,十节名中柱,《明堂》不载。

脊中 十一节。禁针灸。误用令人伛偻。

筋缩 九节。针五分,灸三壮。主惊痫狂走癫疾,脊急强,目转上插。

至阳 七节。针五分,灸三壮。主胫酸,四肢重痛,怒气难言。

灵台 六节。禁针,灸五壮。主热病温疟汗不出。

神道 五节。禁针,灸三壮。主腰脊急强,痎疟,恍惚,悲愁健忘,惊悸,寒热往来,热喘,目昏头痛。

身柱 三节。针五分,灸五壮。主癫疾瘛疭,怒欲杀人,胸热口干,烦渴喘息,头痛,吐而不出。

陶道 一节。针五分,灸五壮。主头重目眩,洒淅寒热,头痛脊强,项如拔,目昏如脱。

大椎 一椎上平肩节中。针五分,灸七壮至四十九壮止。主五劳七伤,温疟、痎疟,痓,背膊闷,项强不得回顾,伤寒热盛烦呕,风劳食气。以上背部中行,每节岐骨空中,俱俯而取之。

哑门 项后入发际五分宛宛中。针入四分,禁灸。

风府 脑户下一寸半大筋内。针四分,禁灸。二穴误灸令人哑。

脑户 强间下一寸半枕骨上。针三分,禁灸。

强间 后顶下一寸半。针三分,灸七壮。主头如针刺、项如拔,瘛疭,癫痫心烦吐涎沫,发无时。

后顶 百会下一寸半。针四分,灸五壮。主风眩,目视䀮䀮,额颅上痛,顶恶风寒,诸阳之热逆,癫疾,呕。

百会 前顶上一寸半,头顶中心旋毛中。针三分,灸百五十壮,即停三五日讫。绕四围以三棱针刺令出血,以井花水淋之,令气宣通。频灸,拔气上升,令人眼暗。主脱肛,风痫,青风心风,角弓反张,羊鸣多哭,言语不择,发时即死,吐沫,心中热闷,头风多睡,心烦,惊悸健忘,饮食无味,饮酒面赤,头重鼻塞,目泣出,耳鸣聋。

前顶　囟会上一寸半,骨陷中。针四分,灸三壮。主头风热痛,头肿,风痫,小儿惊痫,面赤肿,鼻多清涕,顶痛目眩。

囟会　上星上一寸。禁针,灸二七壮。主鼻塞不闻香臭,头风痛、白屑起,多睡,惊痫戴目、上视不识人,目眩面肿。

上星　神庭上五分。针三分,灸三壮至百五十壮止。多灸拔气上升,令人眼暗。主头风,头肿,皮肿,头痛,面肿,鼻塞,目眩,目睛痛,痰疟振寒,热病汗不出。

神庭　额前直鼻入发际五分。禁针,误用令人癫,目暗。灸二七壮至百壮止。主风痫,癫风羊鸣,角弓反张,披发歌哭,惊悸不得安寝,喘渴,头痛目昏,目泣出,鼻流清涕。

素髎　鼻准上陷中。针三分,禁灸。

水沟　鼻准下人中中,直唇取之。针三分,灸三壮。主消渴,水气身肿,癫痫乍喜乍哭,牙关不开,面肿唇动,肺风状如虫行,寒热头痛,喘渴,目不可视,鼻不闻香臭,口喎不能开,寒热,卒中风,面肿。

兑端　上唇中央尖尖上。灸三壮。主唇吻强,上齿龋痛,癫疾吐沫,小便黄,舌干消渴,衄血不止。

龈交　唇内齿上缝中央,为任督之会,可逆刺之。针三分,灸三壮。主鼻窒喘息不利,口喎僻,多涕,衄衄有疮,鼻生息肉,鼻头额頞中痛,鼻中蚀疮,口噤,项如拔,面赤,颊中痛,心烦痛,颈项急。小儿面疮久不可。以上俱头部中行。

14. 任脉三八起阴会,曲骨中极关元锐,石门气海阴交仍,神阙水分下脘配,建里中上脘相连,巨阙鸠尾蔽骨下,中庭膻中募玉堂,紫宫华盖璇玑夜,天突结喉是廉泉,唇下宛宛承浆舍。

任脉二十四穴,腹部中行,属阴。

会阴　肛门前,前阴后,两阴间。针二寸,灸三壮。主痔与阴相通者死,阴中诸病,前后相引痛,不得大小便,阴寒冲心,女子月经不通。

曲骨　中极下一寸,毛际陷中。针一寸半,灸五壮。主小便胀,血癃小便难,及癫疝小腹痛,妇人赤白带下。

中极　脐下四寸。针一寸二分,日灸三七壮至三百壮止。主淋疾,小便赤,尿道痛,脐下积块如石;妇人因产恶露不止遂成疝痕,或月事不调、血结成块,拘挛腹疝,月水不下,乳余疾,绝子阴痒,子门不端,小腹苦寒,贲豚抢心,饥不能食,腹胀,经闭不通,小便不利及失精,恍惚,尸厥,烦痛。

关元　脐下三寸。针二寸,日灸七壮至三十壮,十日灸三百壮止。主脐下疔痛,或结血状如覆杯,妇人赤白带下,或因产恶露不止,断绪产道及胁下胀满。小腹热而偏痛,脐下三十六疾,不得小便,皆治;及肠中尿血,脬转,气淋,血淋,石淋,又小便数,及泄痢不止,石水,贲豚气入小腹,暴疝痛,身热头痛往来。

石门　又名丹田,脐下二寸。针五分,灸二七壮至一百壮止,惟女人灸之绝产。主大便闭塞气结,心腹坚满痛引阴中,不得小便,并小腹中拘急,暴痛汗出,并水气行皮中,小腹皮敦敦然,或小便黄赤,气满不欲食,谷入不化,呕吐,贲豚气上入小腹,疝气游行五脏,绕脐疝痛,冲胸不得息。

气海　脐下一寸半。针一寸二分,灸三十壮,年高者灸一百壮。主脏气虚惫,一切气疾,小腹疝气游行五脏,腹中切痛,冷气冲心,惊不得卧,妇人恶露不止,绕脐疼痛,气结成块,状如覆杯,小便赤涩。

阴交　脐下一寸。针八分,日灸三七壮至七百壮止。主脐下热,水气痛状如刀搅,作块状如覆杯,妇人月水不调,崩中带下,或因产后恶露不止,绕脐冷痛,脐下寒疝疠痛。

神阙　即脐中央。禁针,灸百壮,小儿灸五壮至七壮。主腹大绕脐疼痛,水肿鼓胀,肠中雷鸣,状如水声,久冷虚惫,泄利不止,及小儿奶利不绝。

水分　鸠尾下六寸。禁针,日灸七壮至四百壮止;若是水肿,宜针入一寸,灸之大良。主水肿腹胀,腹痛坚硬,绕脐冲胸不得息。

下脘　鸠尾下五寸。针一寸,日灸二七壮至二百壮止。主腹胃不调,不能食,肠坚腹痛,胃胀癖块,脉厥厥动,日渐羸瘦,谷食不化。

建里　鸠尾下四寸。针六分,禁灸。

中脘　鸠尾下三寸。针一寸二分,日灸二七壮,累灸至一百壮止。主头热目黄,鼻鼽衄,背与心相引而痛,停水喘胀、胁下坚痛,寒中伤饱,饮食不化,腹热喜渴,多涎有蛔,腹胀便坚,翻胃霍乱,心痛,热温痎疟,天行伤寒,或因读书得贲豚气心闷,伏梁气如覆杯,忧思损伤,气积腹中甚痛作脓肿,往来上下,疝气冲胸,冒死不知人。

上脘　鸠尾下二寸。针八分,日灸二七壮至一百壮止,不瘥更倍之。主心中烦热,胀满不能食,霍乱吐利,心痛不得卧,心风,惊悸,闷哕,伏梁气,贲豚气,风痫,热病身热汗不出,三虫,多涎。

巨阙　鸠尾下一寸。针一寸二分,日灸七壮至四十九壮止。主心中烦闷,热病,胸中痰饮,息贲唾血,风颠浪言或作马鸣,不食无力,数种心痛,虫痛,蛊毒,霍乱不识人及腹满,暴痛汗出,手臂不举。

鸠尾　臆前蔽骨下五分,无蔽骨者从岐骨际下行一寸取之,言其骨垂下如鸠尾之形也。禁用针灸。以上腹部中行,俱正立取之。

中庭　鸠尾上一寸,膻中下一寸六分陷中。针三分,灸五壮。主胸胁支满,呕逆,饮食不下。

膻中　玉堂下一寸六分陷中,横直两乳中间。不宜针,灸七壮至四十九壮止。主肺痈咳嗽上气,唾脓不食,胸中气满如塞。

玉堂　紫宫下一寸六分陷中。针三分,灸五壮。主胸满喘息,膺骨痛,呕逆上气烦心,呕吐寒痰。

紫宫　华盖下一寸六分陷中。针三分,灸五壮。主胸胁满痛,膺骨疼,饮食不下,呕逆上气,烦心。

华盖　璇玑下一寸六分陷中。针三分,灸五壮。主胸胁支满,痛引胸中,咳逆上气,喘不能言。

璇玑　天突下一寸陷中。针三分,灸五壮。主胸皮满痛,喉痹咽肿,水浆不下。以上膺部中行六穴,乃任脉所发,俱仰而取之。

天突　颈结喉下一寸,空潭宛宛中,乃阴维、任脉之会也。低针取之。针一寸,灸三壮。主咳嗽上气,噎塞胸中,喉内状如水鸡声,肺痈唾脓血,气壅不通,喉中热疮不得下食,侠舌缝脉青,暴怖气哽,喉痹咽干,咳逆喘急,及肩背痛,漏颈痛。

廉泉　颌下结喉上舌本间。针三分,灸三壮。主舌下肿难言,瘀疯涎多,咳嗽少气,喘息呕沫,口噤,舌根急缩,饮食难下。

承浆　下唇下宛宛陷中,开口取之。针二分,灸三壮或四十九壮,停四五日,灸多则恐伤阳明脉断,令风不瘥,此艾炷止许一分半大。主偏风口㖞,面肿面风,口不开,口中生疮,目眩瞑,小便黄或不禁,消渴嗜饮,及暴哑不能言。

上经络根据《明堂》旧文而修以七字为句,注中治法,悉依《铜人针灸经》,其针灸深浅多少遵《素问》,原未载者不敢强注。

(二) 十五络脉

络穴俱在两经中间,乃交经过络之处。十二经络周流迭运,荣于肢节。另有三络,阳跷络、阴跷络、脾之络是也。此与形色问证出《医经小学》。

手太阴络为列缺,手少阴络即通里,手厥阴络为内关,手太阳络支正是,手阳明络偏历当,手少阳络外关位,足太阳络号飞扬,足阳明络丰隆议,足少阳络为光明,足太阴络公孙寄,足少阴络名大钟,足厥阴络蠡沟配,阳督之络号长强,阴任络乃会阴地,脾大络号称大包,十五络穴君须记。

(三) 奇经八脉

督脉起自下极俞,并于脊里上风府,过脑额鼻入龈交,为阳脉海都纲要。(督之为言都也。阳脉都会,男子之主。)任脉起于中极底,上腹循喉承浆里,阴脉之海妊所谓。(生养之源,女子之主。)冲脉(即气冲,乃胃脉发源。)出胞循脊中,从腹会咽络口唇,女人成经为血室,脉并少阴之肾经,与任督本于阴会,(督任冲。)三脉并起而异行。(皆始于气冲,一原而分三歧。督脉行背而应乎阳,任脉行腹而应乎阴,冲脉自足至头,若冲冲而直行于上,为十二经脉之海,总领诸经气血也。三脉固起于气冲,气冲又起胃脉源,知此则知胃气为本矣。)阳跷起足之跟里,循外踝上(申脉)入风池,(脉行于背为阳。)阴跷内踝(照海)循咽嗌,(脉行于腹为阴。跷者,捷也。言此脉之行,如足之捷也。)本足阴阳脉别支,诸阴交起阴维脉,发足少阴筑宾郄,诸阳会起阳维脉,太阳之郄金门是。(维,持也。阳维,持诸阳;阴维,持诸阴。阴阳不相维,则怅然失志,不能自收拾主持其身。故阳维病属表多寒热,阴维病属里多心痛。阳维所发,别于金门,以阳交为郄,与手足太阳及跷脉会于肩俞,与手足少阳会于天髎及会肩井,与足少阳会于阳白,上本神、临泣、正营、脑空,下至风池,与督脉会于风池、哑门。此阳维之脉起于诸阳之交也。阴维之郄曰筑宾,与足太阴、厥阴会于府舍、期门,又与任脉会于廉泉、天突。此阴维起于诸阴之交会也。)带脉周回季肋间,(回绕周身,总束诸脉,如束带然。起于季肋,即章门,胁下接腰骨之间。)会于维道足少阳,脏腑筋骨(髓)气血脉,交相维系顺其常。

此奇经八脉,相连相会,维系诸经,乃顺其常,八脉隆甚,入于八脉,泛溢横流,却不还流于诸经,故十二经亦不能拘制。因此受邪蓄热则为疮疡、热毒,当以砭刺也。经云:腑会中脘穴,脏会章门穴,筋会阳陵泉穴,髓会绝骨穴,血会膈俞穴,骨会大杼穴,脉会太渊穴,气会膻中穴,此八会之穴也。

(四) 奇经主病

奇经病非自生,盖因诸经溢出而流入之也。

阳维之病苦寒热,阴维之病苦心痛。阳跷之病阳急而狂奔;阴跷之病阴急而足直,冲病则气逆而里急,督病则脊强而折厥,任病则男疝而女带瘕,带病则腹胀满而腰溶溶。其冲任二经,是又妇人乳血月候之所从出。(男女之异,正在此处。)奇经之脉其如是乎!

二、针 灸

古谓医者必通三世之书:其一《黄帝针灸》,其二《神农本草》,其三《岐伯脉诀》。脉诀察证,本草辨药,针灸祛疾,非是三者,不足言医。集本草于后者,均卷帙也。

(一)子午八法

针法多端,今以《素》《难》为主。子者,阳也;午者,阴也。不曰阴阳,而曰子午者,正以见人身任督,与天地子午相为流通,故地理南针不离子午,乃阴阳自然之妙用也。八法者,奇经八穴为要,乃十二经之大会也。言子午八法者,子午流注兼奇经八法也。

神针大要有四:

曰穴法 周身三百六十穴,统于手足六十六穴。六十六穴,又统于八穴,故谓之奇经。

曰开阖 燕避戊己,蝠伏庚申,物性且然,况人身一小天地乎? 故缓病必俟开阖,犹瘟疫必依运气;急病不拘开阖,犹杂病舍天时而从人之病也。

曰迎随 迎者,逆也;随者,顺也。逆则为泻,顺则为补。迎随一差,气血错乱,目前或见小效,久后必生异症。谚云:目不针不瞎,脚不针不跛。

曰飞经走气 今人但知飞经走气为难,而不知迎随明,而飞走在其中矣。

穴法子午流注:

流,往也;注,住也。神气之游行也。

十二经脉,每经各得五穴,

以应五行。

井荣俞经合也。经言所出为井,

井,常汲不乏,常注不溢,言其经常如此也。应东方春,万物之所始。

所流为荣,所注为俞,所行为经,所入为合。

应北方冬,万物之所藏也。夫人身经脉,犹水行地中。井者,若水之源始出也;流之尚微者,谓之荣;水上流下注,而流之不息者,谓之俞;水流过者,谓之经;经过于此,乃入脏腑与众经会者,谓之合。《素问》云:六经为川,肠胃为海是也。

井主心下痞满,

肝邪治之于井。

荣主身热，

心邪治之于荣。

俞主体重（四肢）节痛，

脾邪治之于俞。

经主喘咳寒热，

肺邪治之于经。

合主逆气而泄。

肾邪治之于合。

手不过肘，足不过膝，阳干三十六穴，阴干三十穴，共成六十六穴。其阳干多六穴，乃原穴合谷、腕骨、丘墟、冲阳、京骨、阳池是也。

脏井荣有五，腑井荣有六。《经》言：胆原丘墟，肝原太冲，小肠原腕骨，心原神门，胃原冲阳，脾原太白，大肠原合谷，肺原太渊，膀胱原京骨，肾原太溪，三焦原阳池，胞络原大陵。十二经皆以俞为原者，三焦阳气通行诸经，脐下肾间动气者，十二经之根本也，故曰原。五脏六腑皆有病者取其原，脏病针俞，腑病针合。井穴肌肉浅薄，多不宜针，故经每言荣俞。

歌曰：手大指内太阴肺，少商为井荣鱼际，太渊之穴号俞原，行入经渠（经）尺泽（合）类。盐指阳明曰大肠，商阳（井）二间（荣）三间（俞）详，合谷（原）阳溪（经）依穴取，曲池为合正相当。中指厥阴心包络，中冲（井）掌中劳官（荣）索，大陵为俞本是原，间使（经）从容求曲泽（合）。无名指外是三焦，关冲（井）寻至液门（荣）头，俞原中渚阳池取，经合支沟天井求。手小指内少阴心，少冲少府井荣寻，神门俞穴为原穴，灵道（经）仍须少海（合）真。手小指外属小肠，少泽（井）流于前谷（荣）内，后溪腕骨是俞原，阳谷为经合小海。足大指内太阴脾，井荣隐白大都推，太白俞原商丘（经）穴，阴陵泉合要须知。足大指端厥阴肝，大敦为井荣行间，太冲为俞原都是，经在中封合曲泉。第二指端阳明胃，厉兑（井）内庭（荣）须要会，陷谷（俞）冲阳（原）经解溪，三里（合）膝下三寸是。足掌心中少阴肾，涌泉（井）然谷（荣）天然定，太溪为俞又是原，复溜（经）阴谷（合）能医病。足第四指少阳胆，窍阴为井侠溪荣，俞原临泣丘墟穴，阳辅（经）阳陵泉（合）认真。足小指外属膀胱，至阴通谷井荣当，束骨（俞）次寻京骨（原）穴，昆仑经合委中央。

《经》曰：左盛则右病，右盛则左病。右痛未已，而左脉先病。左痛未已，而右脉先病。如此者，必巨刺之。此五穴临时变合，刺法之最大者也。

巨刺者，刺经脉也。

窦师曰：公孙冲脉胃心胸，内关阴维下总同；临泣胆经连带脉，阳维目锐外关逢。后溪督脉内背颈,申脉阳跷络亦通。列缺任脉行肺系,阴跷照海膈喉咙。

又云:阳跷阳维并督脉;

三脉属阳。

主肩背腰腿在表之病;阴跷阴维任冲带,

五脉属阴。

去心腹胁肋在里之病,此奇经主病要诀也。

《兰江赋》云:先将八法为定例,流注之中分次节,欲解之病内关担,脐下公孙用拦法。头部须逢寻列缺,痰涎壅塞及咽干,噤口喉风针照海,三棱出血刻时安。伤寒在表并头疼,外关泻动自然安,眼目之症诸疾苦,更用临泣使针担。后溪专治督脉病,癫狂此法治还轻,申脉能除寒与热,头风偏正及心惊。耳鸣鼻塞胸中满,好用金针此穴寻。盖公孙配内关为子母,合于心胸胃冲脉;临泣配外关为妻夫,合于目锐眦、耳后、颊车、肩颈、缺盆、胸;后溪配申脉为夫妻,合于小肠膀胱内、背、颈、耳、肩膊属;列缺配照海为母子,合于肺及肺系、喉咙、胸膈,此八脉交会也。凡脾经左右四十二穴,统于公孙二穴,一切脾病皆治。余经仿此。心包络内关,胆临泣,三焦外关,小肠后溪,膀胱申脉,肺列缺,肾照海。

配卦后天,乾坎艮震巽离坤兑,以五行生旺为次。就乾宫起甲顺行,则甲胆窍阴配乾,乙肝大敦(附乾),丙小肠少泽配坎,丁心少冲配艮,戊胃厉兑配震,己脾隐白配巽,庚大肠商阳配离,辛肺少商配坤,壬膀胱至阴(附坤),癸肾涌泉配兑,三焦寄壬,包络寄癸,此论天干然也。地支乾宫起子顺行,则子属乾,午属巽,卯属艮,酉属坤,(即子午卯酉四正也。)寅属坎,申属离,巳属震,亥属兑。(即寅申巳亥四旁也。)辰戌丑未寄旺,故不入卦,但在卦则为老阴老阳、少阴少阳;(乾三男震坎艮,坤三女巽离兑。)在十二经脉与奇经,则为太阴太阳、少阴少阳;(卦为虚,穴为实,犹地理用穴不用卦,卦向穴中作也。)《经》曰:邪客大络者,左注右,右注左,上下左右,其气无常,不入经俞,命曰缪刺。(缪刺者,刺络脉也。言络脉与经脉缪处,身有蜷挛疼痛,而脉无病,刺其阴阳交贯之道。)此八穴配合定位,刺法之最奇者也,是故头病取足,而应之以手;足病取手,而应之以足;左病取右,而应之以左;右病取左,而应之以右。散针亦当如是也。(头为阳,足为阴,头病取足者,头走足也。足病不取头者,足不走头也。左右病必互针者,引邪复正故也。)散针者,治杂病而散用其穴,因病之所宜而针之,初不拘于流注也。若夫折伤跌扑、损逆走痛,因其病之所在而针之,虽穴亦不顾其得与否也。(指痛针痛,徐氏谓之天应穴)。此穴法之大概也。

(二) 杂病穴法

针家以起风废瘫痪为主,虽伤寒内伤,亦皆视为杂病。《灵枢·杂病》论某病取某经,而不言穴者,正欲人随经取用。大概上部病多取手阳明经,中部足太阴,下部足厥阴,前膺足阳明,后背足太阳。因各经之病,而取各经之穴者,最为要诀。百病一针为率,多则四针,满身针者可恶。

　　杂病随症选杂穴,仍兼原合与八法;经络原会别论详,

十二原穴与八会穴,皆经络气血交会之处。别即阳别,乃阳交穴也。前论颇详。

　　脏腑俞募当谨始;

五脏六腑之俞,俱在背二行,肺俞三椎下,心五、肝九、脾十一、肾十四椎下是也。五脏之募俱在腹部,心募巨阙、肝期门、脾章门、肺中府、肾京门。惟三焦、胞络、膀胱无募,此言脏腑杂病,当刺俞募之穴。但《素问》明言中脏腑者不立死,则为害非小,故禁针穴多,后世每以针四肢者为妙手,初学可不谨哉!

　　根结标本理玄微,

《经》云:足太阴根于隐白,结于中脘;足少阴根于涌泉,结于廉泉;足厥阴根于大敦,结于玉堂;足太阳根于至阴,结于目也;足阳明根于厉兑,结于钳耳也;足少阳根于窍阴,结于耳;手太阳根于少泽,结于天窗、支正也;手少阳根于关冲,结于天牖、外关也;手阳明根于商阳,结于扶突、偏历也。手三阴之经未载,不敢强注。此言能究根结之理,依标本刺之,则疾无不愈。足太阳之本在足跟上五寸,标在目也;足少阳之本在窍阴,标在耳也;足阳明之本在厉兑,标在人迎颊挟颃颡也;足太阴之本在中封前上四寸,标在胃俞与舌本也;足少阴之本在内踝上三寸中,标在肾俞与舌下两脉也;足厥阴之本在行间上五寸中,标在肝俞也;手太阳之本在手外踝后,标在命门之上一寸也;手少阳之本在小指、次指之间上一寸,标在耳后上角下外眦也;手阳明之本在肘骨中上别阳,标在额下合钳上也;手太阴之本在寸口之中,标在腋内动脉也;手少阴之本在兑骨之端,标在心俞也;手厥阴之本在掌后两筋之间二寸中,标在腋下三寸也。此十二经之标本。有在标而取本者,有在本而取标者,有先治其标者,有先治其本者,无非欲其阴阳相应耳。此《内经》至论。

　　四关三部识其处。

四关,合谷、太冲穴也。十二经原皆出于四关。三部,大包为上部,天枢为中部,地机为下部。又百会一穴在头应天,璇玑一穴在胸应人,涌泉一穴在足应地,是谓三才。以上兼原、合八法诸穴,虽不悉针,亦不可不知其处也。

　　伤寒一日刺风府,阴阳分经次第取。

伤寒一日太阳风府,二日阳明之荥,三日少阳之俞,四日太阴之井,五日少

阴之俞,六日厥阴之经。在表刺三阳经穴,在里刺三阴经穴,六日过经未汗刺期门、三里,古法也。惟阴证灸关元穴为妙。

汗吐下法非有他,合谷内关阴交杵。

汗,针合谷,入针二分,带补行九九之数,搓数十次,男左搓,女右搓,得汗方行泻法。汗止身温,方可出针;如汗不止,针阴市,补合谷。吐,针内关、入针三分,先补六次,泻三次,行子午捣臼法三次,多提气上行,又推战一次,病人多呼几次,即吐;如吐不止,补九阳数,调匀呼吸三十六度,吐止徐徐出针,急扪其穴;如吐不止,补足三里。下,针三阴交,入针三分,男左女右,以针盘旋右转,行六阴之数毕,用口鼻闭气,吞鼓腹中,将泻,插一下,其人即泻,鼻吸手泻三十六遍,方开口鼻之气,插针即泻;如泻不止,针合谷,升九阳数。凡汗吐下,仍分阴阳补泻,就流注穴行之,尤妙。

一切风寒暑湿邪,头痛发热外关起。

只此一穴。

头面耳目口鼻(咽牙)病,曲池合谷为之主。

二穴又治肩背肘膊疼痛及疟疾。

偏正头疼左右针,列缺太渊不用补。

左痛针右,右痛针左,左右俱痛,左右俱针。余仿此。如列缺不应,再泻太渊。

头风目眩项挼强,申脉金门手三里。

头风连项肿,或引肩者,针此三穴。头目昏眩者,补申脉、金门,雷头风亦效。虚痛者,上星一穴。

赤眼迎香出血奇,临泣太冲合谷侣。

赤眼肿痛,迎香出血,立愈。甚者更泻太冲。眼红或瞳人肿痛,流泪出血,烂弦风,俱泻足临泣,或太冲、合谷。胬肉倒睫,俱泻合谷、足三里。

耳聋临泣与金门,合谷针后听人语。

耳暴聋,补足临泣。耳鸣或出血作痛,及聩耳,俱泻申脉、金门、合谷。

鼻塞鼻痔及鼻渊,合谷太冲随手努。

鼻塞不闻香臭,针迎香、合谷。鼻痔、鼻流浊涕者,泻太冲、合谷。鼻渊、鼻衄虚者,专补上星。

口噤㖞斜流涎多,地仓颊车仍可举。

颊车针沿皮向下地仓,㖞左泻右,㖞右泻左,针透亦无害。轻者只针合谷、颊车。

口舌生疮舌下窍,三棱刺血非粗卤。

口唇及舌生疮,针合谷。舌肿甚及重舌者,更取舌下两边紫筋津液所出处,以三棱针刺出其血。

舌裂出血寻内关,太冲阴交走上部。舌上生苔合谷当,手三里治舌风舞。

舌风左右舞弄不停,泻两手三里立止。驴嘴风唇肿开不得者,亦泻三里。

牙风面肿颊车神,合谷临泣泻不数。

坐牙风肿连面,泻手三里、颊车。满口牙痛牙酸,泻合谷、足临泣。下牙痛,泻合谷。

二陵二跷与二交,头顶手足互相与。

二陵:阴陵泉、阳陵泉。二跷:申脉、照海。二交:阳交、三阴交。此六穴递相交接于两手两足头顶也。

两井两商二三间,手上诸风得其所。

两井:天井、肩井;两商:商阳、少商;二间、三间。此六穴相依相倚,分别于手之两支,手上诸病治之。

手指连肩相引疼,合谷太冲能救苦。

项连肘痛,针少海。

手三里治肩连脐,脊间心后称中渚。

久患伤寒肩背痛,但针中渚即愈。脊膂痛者,针人中尤妙。

冷嗽只宜补合谷,三阴交泻即时住。霍乱中脘可入深,三里内庭泻几许。

甚者补中脘,泻三里、内庭。

心痛翻胃刺劳宫,寒者少泽细手指。

热心痛、气痛,泻劳宫。寒心痛,补少泽。

心痛手战少海求,若要除根阴市睹;太渊列缺穴相连,能祛气痛刺两乳。

赋云:气刺两乳求太渊,未应之时泻列缺。

胁痛只须阳陵泉,

专治胁肋痛满欲绝及面肿。

腹痛公孙内关尔。

腹痛轻者,只针三里。

疟疾《素问》分各经,危氏刺指舌红紫。

足太阳疟,先寒后热,汗出不已,刺金门。足少阳疟,寒热心惕,汗多,刺侠溪。足阳明疟,寒甚久,乃热汗出,喜见火光,刺冲阳。足太阴疟,寒热善呕,呕已乃衰,刺公孙。足少阴疟,呕吐甚,欲闭户牖,刺大钟。足厥阴疟,小腹满,小便不利,刺太冲。心疟刺神门,肝疟中封,脾疟商丘,肺疟列缺,肾疟大钟,胃疟厉兑。危氏只刺十手指出血,及看舌下有紫肿红筋,亦须去血。

痢疾合谷三里宜,甚者必须兼中膂。

白痢针合谷,赤痢针小肠俞,赤白针三里、中膂俞。凡针背腹两边穴,分阴阳经补泻,针背上中行左转,腹上中行右转。女人背中行右转,腹中行左转为补。盖男子背阳腹阴,女子背阴腹阳故也。但用穴背腹甚少,而手足多者,以寒月及妇人不便故也。

心胸痞满阴陵泉,针到承山饮食美。

胸膈宽能饮食也。

泄泻肚腹诸般疾,三里内庭功无比。

一切泄泻、呕吐、吞酸、痃癖、胀满诸疾。

水肿水分与复溜,

俱泻水分穴,先用小针,后用大针,以鸡翎管透之,水出浊者死,清者生。急服紧皮丸敛之。此必乡村无药,粗人体实者方可用之,若清高贵客,鲜不为祸。自古病机,惟水肿禁刺,针经则不禁也。取血法,先用针补入地部,少停泻出人部,少停复补入地部,停少时泻出针来,其瘀血自出。虚者只有黄水出,若脚上肿大欲放水者,仍用此法收,复溜穴上取之。

胀满中脘三里揣。

《内经》针腹,以布缠缴。针家另有盘法,先针入二寸五分,退出二寸,只留五分,在内盘之。如要取上焦胞络中之病,用针头迎向上刺入二分补之,使气攻上。若脐下有病,用针头向下退出二分泻之,此二句特备古法耳,初学者不可轻用。

腰痛环跳委中神,若连背痛昆仑武。

轻者委中出血便愈。甚者补环跳,泻委中,久者俱补。腰连背痛者,针昆仑、委中。

腰连脚痛腕骨升,三里降下随拜跪。

补腕骨,泻足三里。

腰连脚痛怎生医?环跳行间与风市。

补环跳,泻风市、行间、足三里。

脚膝诸痛羡行间,三里申脉金门侉。

脚膝头红肿痛痒及四时风脚,俱泻行间、三里、申脉、金门。五足指痛,泻行间。

脚若转筋眼发花,然谷承山法自古。两足难移先悬钟,

又名绝骨。

条口后针能步履。两足酸麻补太溪,仆参内庭盘跟楚。

脚盘痛者,泻内庭。脚跟痛者,泻仆参。

脚连胁腋痛难当。环跳阳陵泉内杵。冷风湿痹针环跳,阳陵三里烧针尾。

痹不知痛痒者,用艾粟米大于针尾上烧三五炷,知痛即止。

七疝大敦与太冲,

七疝太冲出血,泻大敦,立止。膀胱气,泻侠溪、然谷。小肠气,泻侠溪、三阴交。偏坠,泻照海、侠溪。

五淋血海通男妇。

此穴极治妇人血崩、血闭不通,但不便耳。气淋、血淋最效,兼治偏坠疮疥。

大便虚秘补支沟,泻足三里效可拟。热秘气秘先长强,大敦阳陵堪调护。

不针长强针承山。

小便不通阴陵泉,三里泻下溺如注。

小便不通及尿血、砂淋俱宜泻之,又治遗尿失禁。上吐下闭关格者,泻四关穴。

内伤食积针三里,璇玑相应块亦消。

不针璇玑者,针手足三里,俱能消食积痞块。

脾病气血先合谷,后刺三阴针用烧。

烧针法见前,有块者兼针三里。

一切内伤内关穴,痰火积块退烦潮。

兼针三里尤妙。

吐血尺泽功无比,衄血上星与禾髎。喘急列缺足三里,呕噎阴交不可饶。

恶心呕吐膈噎,俱泻足三里、三阴交。虚甚者,补气海。

劳宫能治五般痫,更刺涌泉疾若挑。神门专治心痴呆,人中间使祛癫妖。

上星亦好。

尸厥百会一穴美,更针隐白效昭昭。

外用笔管吹耳,凡脱肛、久痢、衄血不止者,俱宜针此提之,所谓顶门一针是也。不针百会,针上星亦同。

妇人通经泻合谷,三里至阴催孕妊。

通经催生,俱宜泻此三穴。虚者补合谷,泻至阴。

死胎阴交不可缓,胞衣照海内关寻。

死胎不下,泻三阴交。胞衣不下,泻照海、内关。

小儿惊风少商穴,人中涌泉泻莫深。

小儿急、慢惊风皆效。

痈疽初起审其穴,只刺阳经不刺阴。

凡痈疽须分经络部分,血气多少,俞穴远近用针。从背出者,当从太阳经至阴、通谷、束骨、昆仑、委中五穴选用;从鬓出者,当从少阳经窍阴、侠溪、临泣、阳辅、阳陵泉五穴选用;从髭出者,当从阳明经厉兑、内庭、陷谷、冲阳、解溪五穴选用;从脑出者,则以绝骨一穴治之。凡痈疽已破,尻神、朔望不忌。

伤寒流注分手足,太冲内庭可浮沉。

二穴总治流注,又能退寒热。在手针手三里,在足太冲,在背行间,在腹足三里。

熟此筌蹄手要活,得后方可度金针;又有一言真秘诀,上补下泻值千金。

此备古法,知流注者不用。

(三) 开阖

《经》言:春刺(十二)井者,邪在肝;夏刺(十二)荣者,邪在心;季夏刺(十二)俞者,邪在脾;秋刺(十二)经者,邪在肺;冬刺(十二)合者,邪在肾。其肝心脾肺肾而系于春夏秋冬者,何也?然五脏一病,辄有五也。假令肝病,色青者肝也,臊臭者肝也,喜酸者肝也,喜叫者肝也,喜泣者肝也,其病众多,不可尽言。针之要妙,在于秋毫者也。以《经》观之,甲乙者,日之春也;丙丁者,日之夏也;戊己者,日之四季也;庚辛者,日之秋也;壬癸者,日之冬也。寅卯者,时之春也;巳午者,时之夏也;辰戌丑未者,时之四季也;申酉者,时之秋也;亥子者,时之冬也。括其要者,惟《明堂》二诗。

一诗:甲胆乙肝丙小肠。一诗:肺寅大卯胃辰经。见运气总论。凡人秉天地壬之气生,膀胱命门癸生肾,甲生胆,乙生肝,丙生小肠,丁生心,戊生胃,己生脾,庚生大肠,辛生肺。地支亦然。一气不合,则不生化,故古圣立子午流注之法,以全元生成之数也。

先圣推衍其义,法以天干,戊土起甲逆行,甲丙戊庚壬为阳,井荣俞经合;乙丁己辛癸为阴,井荣俞经合。

起例:甲己还加甲,乙庚丙作初,丙辛从戊起,丁壬庚子居,戊癸何方是,壬子是真徒。

阳则金(井)水(荣)木(俞)火(经)土(合),阴则木(井)火(荣)土(俞)金(经)水(合),每日一身周流六十六穴,每时周流五穴。

除六原穴,乃过经之所。

相生相合者为开,则刺之;相克者为阖,则不刺。

阳生阴死,阴生阳死。如甲木死于午,生于亥;乙木死于亥,生于午;丙火生于寅,死于酉;丁火生于酉,死于寅;戊土生于寅,死于酉;己土生于酉,死于寅;庚金生于巳,死于子;辛金生于子,死于巳;壬水生于申,死于卯;癸水生于卯,死于申。凡值生我、我生及相合者。乃气血生旺之时,故可辨虚实刺之。克我、我克及阖闭时穴,气血正值衰绝,非气行未至,则气行已过,误刺妄引邪气,坏乱真气,实实虚虚,其祸非小。

假如甲日胆经行气,脉弦者,本经自病也,当窍阴为主。

乙日肝行间。余仿此。本经自病者,不中他邪,非因子母虚实,乃本经自生病也。当自取其经,故以窍阴井为主,而配之以井,或心井、胃井。或俞穴为主,亦配以心、胃俞穴。荥经合,主应皆然。

如虚则补其母,当刺肾之涌泉(井),或膀胱之至阴(井)。实则泻其子,可取心之中冲(井),或小肠之少泽(井)。甲木能制戊土,则不宜针。

甲日胆木能制戊土,乙日肝木能制己土,丙日小肠火能制庚金,丁日心火能制辛金,戊日胃土能制壬水,己日脾土能制癸水,皆不宜针。

然阴阳相制者,岂无变化之机? 故甲与己合而化土,亦可取脾之隐白。盖见肝之病,则知肝当传之脾,故先实其脾,无令受肝之邪。所谓上工不治已病治未病是也。

实脾者,必先于足太阴经补土字一针,又补火字一针。后于足厥阴经泻木字一针,又泻火字一针,其邪即散,其经即平。此与后迎随条,有以虚实言者互看。

推之六甲、六乙、六丙、六丁、六戊、六己、六庚、六辛、六壬、六癸皆然,徐氏有歌云:甲日戌时胆窍阴,丙子时中前谷荥,戊寅陷谷阳明俞,返本丘墟木在寅,庚辰经注阳溪穴,壬午膀胱委中寻,甲申时纳三焦水,荥合天干取液门。

六甲日,甲戌时开穴,胆井窍阴,或合脾井隐白。相生,膀胱井至阴,肾井涌泉,小肠井少泽,心井中冲;相克,肺、大肠、脾胃井及阖穴。乙亥时不录,后仿此。丙子时开穴,小肠荥前谷,合肺荥鱼际。相生,胆荥侠溪,肝荥行间,胃荥内庭,脾荥大都。戊寅时开穴,胃俞陷谷,或合肾俞太溪。相生,小肠俞后溪,心俞神门,大肠俞三间,肺俞太渊,又木原生在寅,可取胆原穴丘墟。庚辰时开穴,大肠经阳溪,或合肝经中封。相生,胃经解溪,脾经商丘,膀胱经昆仑,肾经复溜。壬午时开穴,膀胱合委中,或合心合少海。相生,大肠合曲池,肺合尺泽,胃合三里,脾合阴陵泉。甲申时乃三焦引气归元,可取液门荥穴,水生木也,返本还元。

乙日酉时肝大敦,丁亥时荣少府心,己丑太白太冲穴,辛卯经渠是肺经,癸巳肾宫阴谷合,乙未劳宫水穴荣。

六乙日,乙酉时开穴,肝井大敦,或合大肠井商阳。相生,肾井涌泉,膀胱井至阴,心井少冲,小肠井少泽。丁亥时开穴,心荣少府,或合膀胱荣通谷。相生,肝荣行间,胆荣侠溪,脾荣大都,胃荣内庭。己丑时开穴,脾俞太白,或合胆俞临泣。相生,心俞神门,小肠俞后溪,肺俞太渊,大肠俞三间,又丑时可刺肝原穴太冲。辛卯时开穴。肺经经渠,或合小肠经阳谷。相生,脾经商丘,胃经解溪,肾经复溜,膀胱经昆仑。癸巳时开穴,肾合阴谷,或合胃合三里。相生,肺合尺泽,大肠合曲池,肝合曲泉,胆合阳陵泉。乙未时乃包络引血归元,可刺劳宫荣穴,木能生火也,俱以子母相生。后皆仿此。

丙日申时少泽当,戊戌内庭治胀康,庚子时在三间俞,本原腕骨可祛黄,壬寅经水昆仑上,甲辰阳陵泉合长,丙午时受三焦木,中渚之中子细详。

六丙日,丙申时开穴,小肠井少泽,或合肺井少商。相生,胆井窍阴,肝井大敦,脾井隐白,胃井厉兑。戊戌时开穴,胃荣内庭,或合肾荣然谷。相生,小肠荣前谷,心荣少府,大肠荣二间,肺荣鱼际。庚子时开穴,大肠俞三间,或合肝俞太冲。相生,胃俞陷谷,脾俞太白,膀胱俞束骨,肾俞太溪,又子时刺小肠原穴腕骨。壬寅时开穴,膀胱经昆仑,或合心经灵道。相生,大肠经阳溪,肺经经渠,胆经阳辅,肝经中封。甲辰时开穴,胆合阳陵泉,或合脾合阴陵泉。相生,膀胱合委中,肾合阴谷,小肠合小海,心合少海。丙午时三焦引气归元,可取中渚俞穴,木生火也。

丁日未时心少冲,己酉大都脾土逢,辛亥太渊神门穴,癸丑复溜肾水通,乙卯肝经曲泉合,丁巳包络大陵中。

六丁日,丁未时开穴,心井少冲,或合膀胱井至阴。相生,肝井大敦,胆井窍阴,脾井隐白,胃井厉兑。己酉时开穴,脾荣大都,或合胆荣侠溪。相生,心荣少府,小肠荣前谷,肺荣鱼际,大肠荣二间。辛亥时开穴,肺俞大渊,或合小肠俞后溪。相生,脾俞太白,胃俞陷谷,肾俞大溪,膀胱俞束骨;又亥时刺心原穴神门。癸丑时开穴,肾经复溜,或合胃经解溪。相生,肺经经渠,大肠经阳溪,肝经中封,胆经阳辅。乙卯时开穴,肝合曲泉,或合大肠合曲池。相生,肾合阴谷,膀胱合委中,心合少海,小肠合小海。丁巳时包络引血归元,可取大陵俞穴,火生土也。

戊日午时厉兑先,庚申荣穴二间廷,壬戌膀胱寻束骨,冲阳土穴必还原,甲子胆经阳辅是,丙寅小海穴安然,戊辰气纳三焦脉,经穴支沟刺必瘥。

六戊日,戊午时开穴,胃井厉兑,或合肾井涌泉。相生,小肠井少泽,心井少冲,大肠井商阳,肺井少商。庚申时开穴,大肠荥二间,或合肝荥行间。相生,脾荥大都,胃荥内庭,膀胱荥通谷,肾荥然谷。壬戌时开穴,膀胱俞束骨,或合心俞神门。相生,大肠俞三间,肺俞太渊,胆俞临泣,肝俞太冲;又戌时刺胃原穴冲阳。甲子时开穴,胆经阳辅,或脾经商丘。相生,膀胱经昆仑,肾经复溜,小肠经阳谷,心经灵道。丙寅时开穴,小肠合小海,或合肺合尺泽。相生,胆合阳陵泉,肝合曲泉,胃合三里,脾合阴陵泉。戊辰时三焦引气归元,可取支沟经穴,火生土也。

己日巳时隐白始,辛未时中鱼际取,癸酉太溪太白原,乙亥中封内踝比,丁丑时合少海心,己卯间使胞络止。

六己日,己巳时开穴,脾井隐白,或合胆井窍阴。相生,心井少冲,小肠井少泽,肺井少商,大肠井商阳。辛未时开穴,肺荥鱼际,或合小肠荥前谷。相生,脾荥大都,胃荥内庭,肾荥然谷,膀胱荥通谷。癸酉时开穴,肾俞太溪,或合胃俞陷谷。相生,肺俞太渊,大肠俞三间,肝俞太冲,胆俞临泣,又酉时刺脾原穴太白。乙亥时开穴,肝经中封,或合大肠经阳溪。相生,肾经复溜,膀胱经昆仑,心经灵道,小肠经阳谷。丁丑时开穴,心合少海,或合膀胱合委中。相生,胆合阳陵泉,肝合曲泉,脾合阴陵泉,胃合三里。己卯时胞络引血归元,可取间使经穴,土生金也。

庚日辰时商阳居,壬午膀胱通谷之,甲申临泣俞为木,合谷金原返本归。丙戌小肠阳谷火,戊子时居三里宜,庚寅气纳三焦合,天井之中不用疑。

六庚日,庚辰时开穴,大肠井商阳,或合肝井大敦。相生,胃井厉兑,脾井隐白,膀胱井至阴,肾井涌泉。壬午时开穴,膀胱荥通谷,或合心荥少府。相生,大肠荥二间,肺荥鱼际,胆荥侠溪,肝荥行间。甲申时开穴,胆俞临泣,或合脾俞太白。相生,膀胱俞束骨,肾俞太溪,小肠俞后溪,心俞神门;又申时刺大肠原穴合谷。丙戌时开穴,小肠经阳谷,或合肺经经渠。相生,胆经丘墟,肝经中封,胃经解溪,脾经商丘。戊子时开穴,胃合三里,或合肾合阴谷。相生,小肠合小海,心合少海,大肠合曲池,肺合尺泽。庚寅时三焦引气归元,可取天井合穴,土生金也。

辛日卯时少商本,癸巳然谷何须忖,乙未太冲原太渊,丁酉心经灵道引,己亥脾合阴陵泉,辛丑曲泽胞络准。

六辛日,辛卯时开穴,肺井少商,或合小肠井少泽。相生,脾井隐白,胃井厉兑,膀胱井至阴,肾井涌泉。癸巳时开穴,肾荥然谷,或合胃荥内庭。相生,肺荥鱼际,大肠荥二间,肝荥行间,胆荥侠溪。乙未时开穴,肝俞太冲,或合大肠俞三间。相生,肾俞太溪,膀胱俞束骨,心俞神门,小肠俞后溪,又未时刺肺原穴太渊。丁酉时开穴,心经灵道,或合膀胱经昆仑。相生,肝经中封,胆经丘墟,脾经商丘,胃经解溪。己亥时开穴,脾合阴陵泉,或合胆合阳陵泉。相生,心合少海,小肠合小海,肺合尺泽,大肠合曲池。辛丑时胞络引血归元,可取曲泽合穴,金生水也。

壬日寅时起至阴,甲辰胆脉侠溪荥,丙午小肠后溪俞,返求京骨本原寻。三焦寄有阳池穴,返本还元似的亲,戊申时注解溪胃,大肠庚戌曲池真,壬子气纳三焦寄,井穴关冲一片金,关冲属金壬属水,子母相生恩义深。

六壬日,壬寅时开穴,膀胱井至阴,或合心井少冲。相生,大肠井商阳,肺井少商,胆井窍阴,肝井大敦。甲辰时开穴,胆荥侠溪,或合脾荥大都。相生,肾荥然谷,膀胱荥通谷,心荥少府,小肠荥前谷。丙午时开穴,小肠俞后溪,或合肺俞太渊。相生,胆俞临泣,肝俞太冲,胃俞陷谷,脾俞太白;又午时可刺膀胱原穴京骨,乃水原在午,水入火乡,故壬丙、子午相交也,兼刺三焦原阳池。戊申时开穴,胃经解溪,或合肾经复溜。相生,小肠经阳谷,心经灵道,大肠经阳溪,肺经经渠。庚戌时开穴,大肠合曲池,或合肝合曲泉。相生,胃合三里,脾合阴陵泉,膀胱合委中,肾合阴谷。壬子时三焦引气归元,可取关冲井穴,金生水也。

癸日亥时井涌泉,乙丑行间穴必然,丁卯俞穴神门是,本寻肾水太溪原,胞络大陵原并过,己巳商丘内踝边,辛未肺经合尺泽,癸酉中冲胞络连,子午截时安定穴,留传后学莫忘言。

六癸日,癸亥时开穴,肾井涌泉,或合胃井厉兑。相生,肺井少商,大肠井商阳,肝井大敦,胆井窍阴。乙丑时开穴,肝荥行间,或合大肠荥二间。相生,肾荥然谷,膀胱荥通谷,心荥少府,小肠荥前谷。丁卯时开穴,心俞神门,或合膀胱俞束骨。相生,肝俞太冲,胆俞临泣,脾俞太白,胃俞陷谷;又卯时可刺肾原穴太溪及胞络原穴大陵。己巳时开穴,脾经商丘,或合胆经阳辅。相生,心经灵道,小肠经阳谷,肺经经渠,大肠经阳溪。辛未时开穴,肺合尺泽,或合小肠合小海。相生,脾合阴陵泉,胃合三里,肾合阴谷,膀胱合委中。癸酉时胞络引血归元,可取中冲井穴,水生木也。

大要:阳日阳时阳穴,阴日阴时阴穴。阳以阴为阖,阴以阳为阖。阖者,闭也。闭则以本时天干,与某穴相合者针之,故又曰开阖。

阳日遇阴时,阴日遇阳时,则前穴已闭,取其合穴针之。合者,甲与己合化土,乙与庚合化金,丙与辛合化水,丁与壬合化木,戊与癸合化火。赋云:五门十变,十干相合为五,阴阳之门户。十变即十干,临时变用之谓也。

其所以然者,阳日注腑,则气先至而血后行;阴日注脏,则血先至而气后行。顺阴阳者,所以顺气血也。

阳日,六腑值日者,引气;阴日,六脏值日者,引血。

或曰:阳日阳时已过,阴日阴时已过,遇有急疾奈何? 曰:夫妻子母互用,必适其病为贵耳。

妻闭则针其夫,夫闭则针其妻,子闭针其母,母闭针其子,必穴与病相宜,乃可针也。

噫! 用穴则先主而后客,用时则弃主而从宾。

假如甲日胆经为主,他穴为客,针必先主后客。其甲戌时,乃癸日戌时,则不必用,只用丙子时起。余仿此。愚反复思玩,乃悟徐氏诸书,未尝明言也。

按日起时,循经寻穴,时上有穴,穴上有时,分明实落,不必数上衍数,此所以宁守子午,而舍尔灵龟也。

灵龟八法专为奇经八穴而设,其法具载徐氏针灸,乃窦文真公之妙悟也。但子午法自上古,其理易明,其八穴亦肘膝内穴。又皆以阴应阴,以阳应阳,岂能逃子午之流注哉!

(四) 迎随

迎者,迎其气之方盛而夺之,为泻;随者,随其气之方虚而济之,为补。

《素问》曰:泻必用方,补必用圆。又曰:呼尽纳针,候吸引针,命日补;吸则纳针,候呼引针,命日泻。此万世不易法也。

泻必用方,以气方盛也,月方满也,日方温也,身方定也。息方吸而纳针,及复候其方吸而转针,及复候其方呼而徐引出针,故曰泻。补必用圆,圆者行也,行者移也。行谓行不宣之气,移谓移未复之脉,故刺必中其荥,及复候吸而推针至血。故圆与方非针也。

《图注难经》云:手三阳从手至头,

手三阳经穴皆起于手也。

针芒从外往上为随,针芒从内往下为迎。

足三阳从头至足,

足三阳经穴皆起于头也。

针芒从内往下为随,针芒从外往上为迎。

足三阴从足至腹,

足三阴经穴皆起于足也。

针芒从外往上为随,针芒从内往下为迎。

手三阴从胸至手,

手三阴经穴皆起于胸也。

针芒从内往下为随,针芒从外往上为迎。

大要以子午为主。左为阳,

从子至午左行阳络为补。

右为阴,

从午至子右行阴络为泻。阳主进,阴主退故也。

手为阳,

左手为纯阳。

足为阴。

右足为纯阴。

左手阳经,为阳中之阳;左手阴经,为阳中之阴;右手阳经,为阴中之阳;右手阴经,为阴中之阴。右足阴经,为阴中之阴;右足阳经,为阴中之阳;左足阴经,为阳中之阴;左足阳经,为阳中之阳。今细分之,病者左手阳经,以医者右手大指进前(盐指退后),呼之为随;(午后又以大指退后为随,每与午前相反。所谓进前,即经之从外;退后,即经之从内)。退后吸之为迎。病者左手阴经,以医者右手大指退后吸之为随;进前呼之为迎。病者右手阳经,以医者右手大指退后吸之为随;进前呼之为迎。病者右手阴经,以医者右手大指进前呼之为随;退后吸之为迎。病者右足阳经,以医者右手大指进前呼之为随;退后吸之为迎。病者右足阴经,以医者右手大指退后吸之为随;进前呼之为迎。病者左足阳经,以医者右手大指退后吸之为随;进前呼之为迎。病者左足阴经,以医者右手大指进前呼之为随;退后吸之为迎。男子午前皆然,午后与女人反之。

手上阳进阴退,足上阳退阴进,合六经起止故也。凡针起穴,针芒向上气顺行之道;凡针止穴,针芒向下气所止之处。左外右内,令气上行;右外左内,令气下行。或问:午前补泻与午后相反,男子补泻与妇人相反。盖以男子之气,早在上而晚在下;女人之气,早在下而晚在上。男女上下,平腰分之故也。至于呼吸男女人我皆同,何亦有阴阳之分耶? 盖有自然之呼吸,有使然之呼吸。入针出针,使然之呼吸也。转针如待贵客,如握虎尾,候其自然呼吸。若左手足候其呼而先转,则右手足必候其吸而后转之;若右手足候其吸而先转,则左手足必候其呼而后转之。真阴阳一升一降之消息也。故男子阳经,午前以呼为补,吸为泻;阴经以吸为补,呼为泻,午后反之。女人阳经,午前以吸为补,呼为泻;阴经以呼为补,吸为泻,午后亦反之。或者又曰:补泻必资呼吸,假令尸厥中风,不能使之呼吸者奈何? 曰:候其自然之呼吸而转针,若当吸不转,令人以手掩其口鼻,鼓动其气可也。噫! 补泻提插分男女早晚,其理深微。原为奇经不拘十二经常度,故参伍错纵如是。若流注穴,但分左右阴阳可也。尝爱《雪心歌》云:如何补泻有两般,盖是经从两边发,古人补泻左右分,今人乃为男女别。男女经脉一般生,昼夜循环无暂歇。此诀出自梓桑君,我今授汝心已雪。此子午兼八法而后全也。

然补泻之法,非必呼吸出纳针也,有以浅深言者,

病在脉,刺脉无伤肉;病在皮,刺皮无伤肉;病在肉,刺肉无伤筋;病在筋,刺筋无伤骨;病在骨,刺骨无伤筋。

《经》言春夏宜浅,秋冬宜深。

春夏阳气在上,人气亦在上,故当浅取之。然春夏时温,初入针五分,即沉之至肾肝之部,俟得气,乃引针而持之至于心肺之分,取阴以和阳也,则能退热。秋冬阳气在下,火气亦在下,故当深取之。然秋冬时寒,初入针三分,浅而浮之当心肺之部,俟得气,乃推针而纳之至于肾肝之分,取阳以和阴也,则能止寒。

有以荣卫言者,《经》言从卫取气,从荣置气。

补则从卫取气,宜轻浅而针,从其卫气随之于后,而济益其虚也;泻则从荣弃置其气,宜重深而刺,取其荣气迎之于前,而泻夺其实也。然补之不可使太实,泻之不可使反虚,皆欲以平为期耳。又男子轻按其穴而浅刺之,以候卫气之分;女子重按其穴而深刺之,以候荣气之分。

有以虚实言者,《经》言虚则补其母,实则泻其子,此迎随之概也。

假令心病针手心主俞,是泻其子也;针手心主井,是补其母也。木盛热则生风,则泻南以补北。木盛冷则生气,则补木以抑水。如肺实肝虚,用针不补其肝而反实其肺,是谓实实虚虚、补不足而益有余,杀人必矣。窦太师云:凡针逆而迎夺,即泻其子也。如心之热病,必泻于脾胃之分。针顺而随济,即补其母也。如心之虚病,必补于肝胆之分。

飞经走气,亦不外于子午迎随。

凡言九者,即子阳也;言六者,即午阴也。但九六数有多少不同,补泻提插皆然。言初九数者,即一九也,然亦不止于一九便了,但行至一九少停,又行

一九,少停又行一九,三次共三九二十七数,或四九三十六数。言少阳数者,七七四十九数,亦每次七数略停。老阳数者,九九八十一数,每次二十七数少停,共行三次。言初六数者,即一六也,然亦不止于一六便了,但行至一六少停,又行一六,少停又行一六,三次共三六一十八数。言老阴数者,六六三十六数,每次一十八数少停,共行二次。言少阴数者,八八六十四数,每次八数略停。或云:子后宜九数补阳,午后宜六数补阴。阴日刺阳经,多用六数补阴;阳日刺阴经,多用九数补阳,此正理也。但见热证即泻,见冷症即补,舍天时以从人之病者,权也,活法也。

《经》言知为针者,信其左;不知为针者,信其右。当刺之时,

先将同身寸法比穴,以墨点记;后令患人饮食,端正坐定,或偃卧。缓病必待天气温晴,则气易行。急病如遇大雷雨,亦不敢针。夜晚非急病亦不敢针。若空心立针,侧卧必晕。

必先以左手压按所针荣俞之处。

阳穴以骨侧陷处按之酸麻者为真,阴穴按之有动脉应手者为真。

切而散之,

切者,以手爪掐按其所针之穴上下四旁,令气血散。

爪而下之,

爪者,先以左手大指爪重掐穴上,亦令气血散耳。然后用右手盐指顶住针尾,以中指大提紧执针腰,以无名指略扶针头,却令患人咳嗽十声,随咳下针。针入皮内,撒手停针十息,号曰天才。少时再进针刺入肉内,停针十息,号曰地才。此为极处,再停良主,却令患人吸气一口,随吸退至人部,审其气至未。如针下沉重紧满者,为气已至;若患人觉痛则为实,觉酸则为虚。如针下轻浮虚活者,气犹未至,用后弹努循扪引之;引之气犹不至,针如插豆腐者死。凡除寒热病,宜于天部行气;经络病,宜于人部行气;麻痹疼痛,宜于地部行气。

弹而努之,

弹者,补也,以大指与次指爪相交而迭。病在上,大指爪轻弹向上;病在下,次指轻弹向下,使气速行,则气易至也。努者,以大指次指捻针,连搓三下,如手颤之状,谓之飞。补者,入针飞之,令患人闭气一口,着力努之。泻者,提针飞之,令患人呼之,不必着力。一法二用,气自至者,不必用此弹努。

扪而循之,

扪者,摩也。如痛处未除,即于痛处扪摩,使痛散也,复以飞针引之,除其痛也。又起针之时,以手按其穴,亦曰扪。循者,用手于所针部分,随经络上下

循按之,使气往来,推之则行,引之则至是也。

动而伸之,推而按之,

动者,转动也;推者,推转也。凡转针太急则痛,太慢则不去疾。所谓推动,即分阴阳左转右转之法也。伸者,提也;按者,插也。如补泻不觉气行,将针提起,空如豆许,或再弹二三下以补之。紧战者,连用飞法三下,如觉针下紧满,其气易行,即用通法。若邪盛气滞,却用提插先去病邪,而后通其真气。提者,自地部提至人部、天部;插者,自天部插至人部、地部。病轻提插初九数,病重者提插三九二十七数,或老阳数,愈多愈好。或问:治病全在提插,既云急提慢按如水冷,慢提急按火烧身。又云:男子午前提针为热,插针为寒;午后提针为寒,插针为热。女人反此,其故何耶? 盖提插补泻,无非顺阴阳也。午前顺阳性,提至天部则热;午后顺阴性,插至地部则热。《奇效良方》有诗最明。补泻提插活法,凡补,针先浅入而后深入;泻,针先深入而后浅。凡提插,急提慢按如冰冷,泻也;慢提急按火烧身,补也。或先提插而后补泻,或先补泻而后提插可也,或补泻提插同用亦可。如治久患瘫痪,顽麻冷痹,遍身走痛及癫风寒痹,一切冷证,先浅入针,而后渐深入针,俱补老阳数。气行针下紧满,其身觉热,带补慢提急按老阳数,或三九二十七数,即用通法,扳倒针头,令患人吸气五口,使气上行,阳回阴退,名曰进气法,又曰烧山火。治风疾痰壅盛,中风喉风癫狂,疟疾单热,一切热证,先深入针,而后暂浅退针,俱泻少阴数。得气觉凉,带泻急提慢按初六数,或三六一十八数,再泻再提,即用通法,徐徐提之,病除乃止,名曰透天凉。治疟疾先寒后热,一切上盛下虚等证,先浅入针,行四九三十六数,气行觉热,深入行三六一十八数。如疟疾先热后寒,一切半虚半实等证,先深入针行六阴数,气行觉凉,渐退针行九阳数,此龙虎交战法也,俾阳中有阴,阴中有阳也。盖邪气常随正气而行,不交战,则邪不退而正不胜,其病复起。治痃癖癥瘕气块,先针入七分行老阳数,气行便深入一寸,微伸提之,却退至原处,又得气依前法再施,名曰留气法。治水蛊膈气胀满,落穴之后,补泻调气均匀,针行上下九入六出,左右转之千遭自平,名曰子午捣臼。治损逆赤眼,痛肿初起,先以大指进前捻入左,后以大指退后捻入右,一左一右三九二十七数,得气向前推转内入,以大指弹其针尾,引其阳气,按而提之,其气自平,未应再施,此龙虎交腾法也。杂病单针一穴,即于得气后行之,起针之际行亦可。

通而取之,

通者,通其气也,提插之后用之。如病人左手阳经,以医者右手大指进前九数,却扳倒针头,带补以大指努力,针嘴朝向病处,或上或下,或左或右,执住直待病人觉热方停。若气又不通者,以龙虎龟凤飞经接气之法驱而运之。如病人左手阴经,以医者右手大指退后九数,却扳倒针头,带补以大指努力,针嘴朝病,执住直待病人觉热方停。右手阳经与左手阴经同法,右手阴经与左手阳经同法,左足阳经与右手阳经同法,左足阴经与右手阴经同法,右足阳经与左手阳经同法,右足阴经与左手阴经同法。如退潮,每一次先补六而后泻九,不拘次数,直待潮退为度。止痛同此法。痒麻虚补,疼痛实泻,此皆先正推衍《内经》通气之法,更有取气、斗气、接气之法。取者,左取右,右取左,手取足,足取头,头取手足三阳,胸腹取手足三阴,以不病者为主,病者为应。如两手蜷挛,则以两足为应。两足蜷挛,则以两手为应。先下主针而后下应针,主针气已行而后针应针。左边左手左足同手法,右边亦然。先斗气、接气而后取气,手补足泻,足补手泻,如搓索然。久患偏枯蜷挛甚者,必用此法于提插之后。徐氏曰:通气接气之法,已有定息寸数。手足三阳,上九而下十四,过经四寸;手足三阴,上七而下十二,过经五寸。在乎出纳,呼吸同法,上下通接,立时见功。所谓定息寸数者,手三阴从胸走手,长三尺五寸,左右共长二丈一尺;手三阳从手走头,长五尺,左右共长三丈;足三阳从头走足,长八尺,左右共长四丈八尺;足三阴从足走腹,长六尺五寸,左右共长三丈九尺;阴阳两跷从足走目,长七尺五寸,左右共长一丈五尺;督脉长四尺五寸;任脉长四尺五寸。诸脉共长一十六丈二尺也。行血气,通阴阳以荣于身,络脉则传注而不息也。一曰青龙摆尾,以两指扳倒针头朝病,如扶船舵,执之不转,一左一右,慢慢拨动九数,或三九二十七数,其气遍体交流。二曰白虎摇头,以两指扶起针尾,以肉内针头轻转,如下水船中之橹,振摇六数,或三六一十八数。如欲气前行,按之在后;欲气后行,按之在前。二法轻病亦可行之,摆动气血。盖龙为气,虎为血,阳日先行龙而后虎,阴日先行虎而后龙。三曰苍龟探穴,以两指扳倒针头,一退三进,向上钻剔一下,向下钻剔一下,向左钻剔一下,向右钻剔一下,先上而下,自左而右,如入土之象。四曰赤凤迎源,以两指扶起针插入地部,复提至天部,候针自摇,复进至人部,上下左右四围飞旋,如展翅之象。病在上,吸而退之;病在下,呼而进之。又将大指爪从针尾刮至针腰,此刮法也。能移不忍痛,可散积年风。午后又从针腰刮至针尾。又云:病在上,刮向上;病在下,刮向下。有挛急者,频宜刮切循摄。二法须连行三五次,气血各循经络,飞走之妙,全在此处,病邪从此退矣。放针停半时辰之久,扶起针头,审看针下十分沉紧,则泻九补六;如不甚紧,则泻六补九,补泻后针活即摇而出之。摄者,用大指甲随经络上下切之,其气自得通行。

摇而出之，外引其门，以闭其神。

摇者，退也。以两指拿针尾，向上下左右各振摇五七下，提二七下，能散诸风。出针，直待微松方可出针豆许。如病邪吸针，正气未复，再须补泻停待。如再难，频加刮切，刮后连泻三下，次用搜法，不论数。横搜，如龙虎交腾，一左一右，但手更快耳。直搜，一上一下，如捻法而不转，泻刮同前。次用盘针，左转九次，右转六次，泻刮同前。次用子午捣臼，子后慢提，午后略快些，缓缓提插，摇出应针，次出主针。补者吸之，急出其针，便以左手大指按其针穴及针外之皮，令针穴门户不开，神气内守，亦不致出血也。泻者呼之，慢出其针，勿令气泄，不用按穴。凡针起速，及针不停，久待暮者，其病即复。一，针晕者，神气虚也。不可起针，以针补之，急用袖掩病人口鼻回气，内与热汤饮之即苏，良久再针。甚者针手膊上侧筋骨陷中，即虾蟆肉上惺惺穴，或三里即苏，若起针坏人。二，针痛者，只是手粗。宜以左手扶住针腰，右手从容补泻。如又痛者，不可起针，须令病患吸气一口，随吸将针捻活，伸起一奚即不痛。如伸起又痛，再伸起又痛，须索入针，便住痛。三，断针者，再将原针穴边复下一针，补之即出。

嗟夫！神针肇自上古，在昔岐伯已叹失其传矣，况后世乎！尚赖窦、徐二氏，能因遗文以究其意，俾来学有所悟，而识其梗概，括为四段，聊为初学开关救危之用，尚期四方智者裁之。

补泻一段，乃庐陵欧阳之后所授，与今时师不同。但考《素问》，不曰针法，而曰针道，言针当顺气血往来之道也。又曰：凡刺者，必别阴阳。再考《难经图注》，及徐氏云左与右不同，胸与背有异，然后知其源流有自。盖左为阳，为升，为呼，为出，为提，为午前，为男子之背；右为阴，为降，为吸，为入，为插，为午后，为男子之腹。所以女子反此者，女属阴，男属阳，女子背阴腹阳，男子背阳腹阴，天地男女阴阳之妙，自然如此。

（五）禁针穴

脑户囟会及神庭，玉枕络却到承灵；颅囟角孙承泣穴，神道灵台膻中明。水分神阙会阴上，横骨气冲针莫行；箕门承筋手五里，三阳络穴到青灵。孕妇不宜针合谷，三阴交内亦通称；石门针灸应须忌，女子终身孕不成。外有云门并鸠尾，缺盆主客深晕生；肩井深时亦晕倒，急补三里人还平。刺中五脏胆皆死，冲阳血出投幽冥；海泉颧髎乳头上，脊间中髓伛偻形。手鱼腹陷阴股内，膝膑筋会及肾经；腋股之下各三寸，目眶关节皆通评。

（六）造针法

昔黄帝制九针各不同形：一曰镵针，应天，长一寸六分，头大末锐，以泻阳气；二曰员针，应地，长一寸六分，锋如卵形，揩磨不伤肌肉，以泻分气；三曰鍉针，应人，长三寸半，锋如黍粟之状，主按脉勿陷，以致其气；四曰锋针，应四时，长一寸六分，刃三隅，以发痼疾；五曰铍针，应五音，长四寸，广二分半，末如剑锋，以取大脓；六曰员利针，应六律，长一寸六分，大如厘，且员且锐，中身微大，以取暴气；七曰毫针，应七星，长三寸六分，尖如蚊虻喙，静以徐往，微以久留之而养，以取痛痹；八曰长针，应八气，长七寸，锋利身薄，所取远痹；九曰大针，应九野，长四寸，其锋微尖如梃，以泻机关之水。九针毕矣。此言九针之妙。毫针最精，能应七星，又为三百六十穴之针。

（七）煮针法

第一次，用竹筒一个去青，盛羊脑髓、人乳汁、磁石，水煮一昼夜。第二次，用硫黄、槟榔、当归、防风、羊脑髓及骨髓、乳香、没药、荆芥、黑牵牛、人乳汁，煮一昼夜，取出埋土内七日，犬肉煮过。第三次，用乳香、没药、磁石、牙皂、硇砂、虎骨、天麻、川乌、草乌、雄黄、防风、薄荷、人参、当归、川芎、细辛、羊脑髓及骨髓、人乳汁拌匀，装入竹筒内，紧封筒口，用烧酒二斤，水八斤，煮一昼夜，埋土内七日，取出用糠擦光，后用麻油再擦，常带身边养熟。

（八）灸法

药之不及，针之不到，必须灸之。详《徐氏针灸》等书。闻有《针灸萃英》，未之见也。

或问：针有补泻迎随之理，固可以平虚实之证，其灸法不问虚实寒热，悉令灸之，其亦有补泻之功乎？

丹溪凡灸有补泻，若补，火艾灭至肉；泻，火不要至肉，便扫除之，用口吹风主散。

曰：虚者灸之，使火气以助元阳也；实者灸之，使实邪随火气而发散也；寒者灸之，使其气之复温也；热者灸之，引郁热之气外发，火就燥之义也。其针刺虽有补泻之法，予恐但有泻而无补焉。《经》谓：泻者迎而夺之，以针迎其经脉之来气而出之，固可以泻实也。谓补者随而济之，以针随其经脉之去而留之，未必能补虚也。不然，《内经》何以曰：无刺熇熇之热，无刺浑浑之脉，无刺漉漉之汗，无刺大劳人，无刺大饥人，无刺大渴人，无刺新饱人，无刺大惊人? 又曰:形气不足,病气不足,此阴阳皆不足也。不可刺。

九虚损,危病,久病,俱不宜针。

刺之重竭其气,老者绝灭,壮者不复矣。若此等语,皆有泻无补之谓也,学人玩之。

三、穴　　位

(一) 治病要穴

针灸穴治大同,但头面诸阳之会,胸膈二火之地,不宜多灸。背腹阴虚有火者,亦不宜灸。惟四肢穴最妙。凡上体及当骨处,针入浅而灸宜少;凡下体及肉厚处,针可入深,灸多无害。前经络注《素问》未载针灸分寸者,以此推之。

百会　主诸中等证及头风,癫狂、鼻病、脱肛,久病大肠气泄,小儿急慢惊风,痫症夜啼百病。

上星　主鼻渊、鼻塞、息肉及头风目疾。

神庭　主风痫羊癫。

通天　主鼻痔。左臭灸右,右臭灸左,左右臭,左右灸。鼻中去一块如朽骨,臭气自愈。

脑空　主头风目眩。

翳风　主耳聋及瘰疬。

率谷　主伤酒,呕吐,痰眩。

风池　主肺中风,偏正头风。

颊车　主落架风。

以上头面部,详前经络,余仿此。

膻中　主哮喘,肺痈,咳嗽,瘿气。

巨阙　主九种心痛,痰饮吐水,腹痛息贲。

上脘　主心痛,伏梁,奔豚。

中脘　主伤暑及内伤脾胃,心脾痛,疟疾,痰晕,痞满反胃。能引胃中生气上行。

水分　主臌胀绕脐,坚满不食,分利水道,止泄。

神阙　主百病及老人、虚人泄泻如神。又治水肿、臌胀、肠鸣,卒死,产后腹胀,小便不通,小儿脱肛。

气海　多灸能令人生子。主一切气疾,阴证痼冷,及风寒暑湿水肿,心腹臌胀胁痛,诸虚癥瘕,小儿囟不合。丹溪治痢,昏仆上视,溲注汗泄,脉大,得之酒色,灸后服人参膏而愈。

关元　主诸虚肾积,及虚老人泄泻,遗精,白浊,令人生子。

中极　主妇人下元虚冷虚损,月事不调,赤白带下。灸三遍令生子。

天枢　主内伤脾胃,赤白休息痢疾,脾泄及脐腹臌胀,癥瘕。

章门　主痞块。多灸左边,肾积灸两边。

乳根　主膺肿乳痈,小儿龟胸。

日月　主呕宿汁,吞酸。

大赫　主遗精。

带脉　主疝气,偏坠,水肾,妇人带下。

以上胸腹部。

大杼　主遍身发热及疸,疟,咳嗽。

神道　主背上怯怯乏气。

至阳　主五疸痞满。

命门　主老人肾虚腰疼,及诸痔脱肛、肠风下血。

长强　主痔漏。

风门　主易感风寒,咳嗽,痰血,鼻衄,一切鼻病。

肺俞　主内伤外感,咳嗽吐血,肺痈肺痿,小儿龟背。

膈俞　主胸胁心痛,痰疟,痃癖,一切血疾。

肝俞　主吐血,目暗,寒疝。

胆俞　主胁满干呕,惊怕、睡卧不安,酒疸目黄,面发赤斑。

脾俞　主内伤脾胃,吐泻疟痢,喘急,黄疸,食癥,吐血,小儿慢脾风。

胃俞　主黄疸,食毕头眩,疟疾,善饥不能食。

三焦俞　主胀满,积块,痢疾。

肾俞　主诸虚,令人有子,及耳聋,吐血,腰痛,女劳疸,妇人赤白带下。

大肠俞　主腰脊痛,大小便难,或泻痢。

小肠俞　主便血,下痢,小便黄赤。

膀胱俞　主腰脊强,便难腹痛。

譩譆　主诸疟、久疟,眼暗。凡五脏疟,灸五脏俞。

意舍　主胁满呕吐。

以上背腰部。

肩井　主肘臂不举及扑伤。

肩髃　主瘫痪,肩肿、手挛。

曲池　主中风,手挛筋急,痹风,疟疾先寒后热。

手三里　主偏风,下牙痛。

合谷　主中风,破伤风,痹风,筋急疼痛,诸般头病,水肿,难产,小儿急惊。

三间　主下牙疼。

二间　主牙疾、眼疾。

支正　主七情气郁,肘臂十指皆挛及消渴。

阳谷　主头面手膊诸疾及痔痛,阴痿。

腕骨　主头面臂腕五指诸疾。

后溪　主疟疾,癫痫。

少泽　主鼻衄不止,妇人乳肿。

间使　主脾寒之证,及九种心痛,脾疼,疟疾,口渴。如瘰疬久不愈,患左灸右,患右灸左,效。

内关　主气块及胁痛,劳热疟疾,心胸痛。

大陵　主呕血,疟。

劳宫　主痰火胸痛,小儿口疮及鹅掌风。

中渚　主手足麻木,战掉蜷挛,肩臂连背疼痛,手背痈毒。

神门　主惊悸,怔忡,呆痴等疾,及卒中鬼邪,恍惚振禁,小儿惊痫。

少冲　主心虚,胆寒,怔忡,癫狂。

列缺　主咳嗽风痰,偏正头风,及单鹅风,下牙疼。

少商　主双鹅风,喉痹。

以上手部。

环跳　主中风湿,股膝挛痛,腰痛。

风市　主中风腿膝无力,脚气,浑身瘙痒,麻痹。

阳陵泉　主冷痹,偏风,霍乱,转筋。

悬钟　主胃热,腹胀,胁痛,脚气,脚胫湿痹,浑身瘙痒,五足指疼。

足三里　治中风,中湿,诸虚,耳聋,上牙疼,痹风,水肿,心腹臌胀,噎膈,哮喘,寒湿脚气,上中下部疾,无所不治。

丰隆　主痰晕,呕吐,哮喘。

内庭　治痞满。患右灸左,患左灸右,觉腹响是效。又主妇人食蛊,行经头晕,小腹痛。

委中　治同环跳。

承山　主痔漏。

飞扬　主行步如飞。

金门　主癫痫。

昆仑　主足腿红肿，牙齿疼痛。

申脉　主昼发痓，足肿牙疼。

血海　主一切血疾及诸疮。

阴陵泉　主胁腹胀满，中下疾皆治。

三阴交　主痞满，疝冷，疝气，脚气，遗精，妇人月水不调，久不成孕，难产，赤白带下淋滴。

公孙　主痰壅胸膈，肠风下血，积块，妇人气蛊。

太冲　主肿满行步艰难，霍乱手足转筋。

行间　主浑身蛊胀，单腹蛊胀，妇人血蛊。

大敦　主诸疝阴囊肿，脑衄，破伤风，小儿急慢惊风等症。

隐白　主心脾痛。

筑宾　主气疝。

照海　主夜发痓，大便闭，消渴。

太溪　主消渴，房劳不称心意，妇人水蛊。

然谷　主喉痹，咳唾血，遗精，温疟，疝气，足心热，小儿脐风。

涌泉　主足心热，疝气，奔豚，血淋气痛。

以上足部。

（二）治病奇穴

膏肓　主阳气亏弱，诸虚痼冷，梦遗，上气呃逆，膈噎，狂惑忘误百病。取穴须令患人就床平坐，曲膝齐胸，以两手围其足膝，使胛骨开离，勿令动摇。以指按四椎微下一分，五椎微上二分，点墨记之，即以墨平画相去六寸许，四肋三间胛骨之里，肋间空处，容侧指许，摩脊肉之表筋骨空处，按之，患者觉牵引胸户，中手指痹，即真穴也。灸至百壮千壮，灸后觉气壅盛，可灸气海及足三里，泻火实下。灸后令人阳盛，当消息以自保养，不可纵欲。

患门　主少年阴阳俱虚，面黄体瘦，饮食无味，咳嗽遗精，潮热盗汗，心痛，胸背引痛，五劳七伤等症。初病即依法灸之，无有不效。取穴先用蜡绳一条，以病人男左女右脚板，从足大拇趾头齐量起，向后随脚板当心贴肉，直上至膝腕大横纹中截断。（如妇人足小，难以准量，可取右手肩髃穴，贴肉量至中指头齐亦可。不若只取膏肓，灸之亦妙；次灸四花，无有不效。）

次令病人解发,匀分两边平身正立,取前绳子,从鼻端齐,引绳向上,循头缝下脑后,贴肉随脊骨垂下至绳尽处,以墨点记(此不是穴)。别用秆心令患人合口,将秆心按于口上两头至吻,却钩起秆心中心至鼻端根,如人字样,齐两吻截断,将此秆展直于先点墨处,取中横量,勿令高下,于秆心两头尽处,以墨记之,此是灸穴。初灸七壮,累灸百壮。初只宜灸此二穴。

崔氏四花　崔氏四花治病同患门,共成六穴,有坎离既济之象。取穴令病人平身正立,稍缩臂膊,取蜡绳绕项,向前平结喉骨,后大杼骨,俱墨点记。向前双垂,与鸠尾穴齐即截断,却翻绳向后,以绳原点大杼墨放在结喉墨上,结喉墨放大杼骨上,从背脊中双绳头贴肉垂下至绳头尽处,以墨点记(此不是穴)。别取秆心,令病人合口,无得动笑,横量,齐两吻截断,还于背上墨记处折中横量,两头尽处点之,此是灸穴。又将循脊直量,上下点之,此是灸穴。初灸七壮。累灸百壮,迨疮愈病未愈,依前法复灸,故云累灸百壮。但当灸脊骨上两穴,切宜少灸,凡一次可灸三五壮,多灸恐人蜷背。灸此六穴,亦要灸足三里以泻火气为妙。

经门四花　即崔氏四花穴。不灸脊上二穴,各开两旁共成六穴。上二穴,共阔一寸,下四穴相等,俱吊线比之。以离卦变作坤卦,降心火生脾土之意也,然此皆阳虚所宜。华佗云:风虚冷热,惟有虚者不宜灸。但方书又云:虚损痨瘵,只宜早灸膏肓、四花。乃虚损未成之际,如弱瘦兼火,虽灸亦只宜灸内关、三里,以散其痰火,早年欲作阴火不宜灸。论而未果,今见伤寒提纲。

骑竹马穴　专主痈疽发背,肿毒疮疡,瘰疬疬风诸风,一切无名肿毒,灸之疏泻心火。先从男左女右臂腕中横纹起,用薄篾条量至中指齐肉尽处截断,却令病人脱去上下衣裳,以大竹杠一条跨定,两人徐徐扛起,足要离地五寸许,两傍更以两人扶定,勿令动摇不稳,却以前量竹篾,贴定竹杠竖起,从尾骶骨贴脊,量至篾尽处,以墨点记(此不是穴)。却比病人同身寸篾二寸平折,放前点墨上,自中横量两旁各开一寸,方是灸穴。可灸三七壮,极效。

精宫　专主梦遗。十四椎下,各开三寸,灸七壮,效。

鬼眼穴　专祛痨虫。令病人举手向上略转后些,则腰上有两陷可见,即腰眼也,以墨点记。于六月癸亥夜亥时灸,勿令人知。四花、膏肓、肺俞,亦能祛虫。

痞根穴　专治痞块。十三椎下各开三寸半,多灸左边。如左右俱有,左右俱灸。又法:用秆心量患人足大指齐,量至足后跟中住,将此秆从尾骨尖量至秆尽处,两旁各开一韭叶许,在左灸右,在右灸左,针三分,灸七壮,神效。又法:于足第二趾歧叉处,灸五七壮,左患灸右,右患灸左,灸后一晚夕,觉腹中响动是验。

　　肘尖穴　　治瘰疬。左患灸右,右患灸左。如初生时,男左女右,灸风池尤妙。又法:用秆心比患人口两角为则,折作两段,于手腕窝中量之,上下左右四处尽头是穴,灸之亦效。

　　鬼哭穴　　治鬼魅狐惑,恍惚振噤。以患人两手大指相并缚定,用艾炷于两甲角及甲后肉四处骑缝着火灸之,则患者哀告我自去为效。

　　灸疰忤　　尸疰、客忤、中恶等证。乳后三寸,男左女右灸之,或两大拇指头。

　　灸疝痛　　偏坠,用秆心一条,量患人口两角为则,折为三段如"厶"字样,以一角安脐中心,两角安脐下两旁,尖尽处是穴。左患灸右,右患灸左,左右俱患,左右俱灸。炷艾如粟米大,灸四十壮,神效。又法:取足大趾、次趾下中节横纹当中,男左女右灸之,兼治诸气心腹痛,外肾吊肿,小腹急痛。

　　灸翻胃　　两乳下一寸,或内踝下三指稍斜向前。

　　灸肠风诸痔　　十四椎下各开一寸,年深者最效。

　　灸肿满　　两大手指缝或足二趾上一寸半。

　　灸卒死　　一切急魇暴绝,灸足两大指内去甲如韭叶。

　　灸癫风　　左右手中指节宛宛中,凡赘疣诸痣皆效。

(三) 禁灸穴

　　哑门风府天柱擎,承光临泣头维平;丝竹攒竹睛明穴,素髎禾髎迎香程。颧髎下关人迎去,天牖天府到周荣;渊液乳中鸠尾下,腹哀臂后寻肩贞;阳池中冲少商穴,鱼际经渠一顺行;地五阳关脊中主,隐白漏谷通阴陵;条口犊鼻上阴市,伏兔髀关申脉迎;委中殷门扶承上,白环心俞同一经。灸而勿针针勿灸,《针经》为此尝叮咛;庸医针灸一齐用,徒施患者炮烙刑。

(四) 明堂尺寸法(针灸同)

　　头部竖寸　　《经》云,头有头尺寸。前发际至后发际,折作一尺二寸。前后发际不明者,取眉心上至大椎,共折作一尺八寸取之。

　　头部横寸　　以眼内眦角至外眦角为一寸,并用此法取之。神庭至曲差,曲差至本神,本神至头维,各去一寸半,自神庭至头维共四寸半。

　　背部直寸　　大椎至尾骶,共二十一椎,通长折作三尺。上七椎,每椎一寸四分一厘;中七椎,每椎一寸六分一厘;十四椎与脐平,共二尺一寸一分四厘;下七椎,每椎一寸二分六厘。侠脊第二行,各开四寸取之;侠脊第三行,各开七寸取之。

膺部腹部尺寸　两乳间横折作八寸，并用此法取之。天突至膻中，直折作六寸八分。下行一寸六分为中庭，上取歧骨，下至脐中，共折作九寸取之。脐中至横骨，共折作五寸取之。

手足背部横寸　并用同身寸。以男左女右手中指第二节内度，以秆心比两头横纹尖为一寸取之。

（五）点穴法

凡取穴，或平直安定，或屈伸得之。如环跳则伸一足、屈一足取之。更量病人老少，身体肥瘦歪正，宽狭长短，不可十分拘泥。窦师云：取穴必须取五穴而用一穴，则为端的。坐点则坐灸，立点则立灸，坐立皆宜端正，一动则不得真穴。灸则先阳后阴，先上后下，先少后多，艾炷根下广三分，若不三分，火气不达。惟头面四肢差小耳，小儿则雀屎大可也。壮数，人健病深者可倍，老弱减半。扁鹊灸法，累灸至百壮千壮者，惟《明堂》多云针六分，灸三壮。凡灸头及胸膈鸠尾，不宜多灸，然皆视病之轻重而增损，不可太泥。故《明堂》禁穴，亦许灸一壮至三壮，所以心中风者亦灸心俞，不可执一论也。点艾以火珠火镜为最，次以清麻油纸燃点之，亦好。

四、调　养　法

凡灸，预却热物，服滋肾药；及灸，选其要穴，不可太多，恐气血难当。灸气海炼脐，不可卧灸。素火盛者，虽单灸气海，亦必灸三里泻火。灸后未发，不宜热药；已发，不宜凉药。常须调护脾胃，俟其自发，不必外用酒葱熨等法。发时或作寒热如疟，亦不可妄服药饵。落靥后，用竹膜纸贴三五日，次用所宜服药，以麻油水粉煎膏贴之。脓多者一日一易，脓少者两日一易，使脓出多而疾除也。务宜撙节饮食，戒生冷、油腻、鱼虾、笋蕨，量食牛肉、小鸡。长肉时方可量用鳅鳝、水鸡、猪肚、老鸭之类，谨避四气七情六欲，持以岁月必复。

（一）炼脐法

彭祖固阳固蒂长生延寿丹（盱江吴省斋公录赠）

夫人之脐也，受生之初，父精母血相受，凝结胞胎混沌，从太极未分之时，一气分得二穴。穴中如产四穴，外通二肾，内长赤白二脉。四穴之中，分为表里，在母腹中，母呼儿呼，母吸儿吸，是一身脐蒂，如花果在枝而通蒂也。一月一周，真气渐足。既产胎衣未脱,脐带且缓断,倘脐门未闭,感风伤寒,即损婴儿真气。遂以艾火熏蒸数次,则真气无患矣。三七脐门自闭,惟觉口深,于是阳盛年长,泊于五味,溺于五音,探于五气,外耗精神,内伤生冷,而真气不得条畅,所以立法蒸脐固蒂,如水灌土培草木,根本自壮茂也。人常依法熏蒸,则荣卫调和,安魂定魄,寒暑不侵,身体可健,其中有神妙也。夫肺为五脏之华盖,声音所从生者,皮毛赖之而滋润,肾水由之而生养。腠理不密,外感内伤乘之,令人咳嗽。外感发散,内伤滋润,又有郁结则当解之。或伤辛燥之药,或未发散,而遂使郁遏之剂,则气不散而滞于肺中,多生黏痰而作喘急咳嗽。或伤房劳饮食,致使吐血,乍寒乍热,耳目昏昏,身体倦怠拘急,胸满烦闷,饮食少思,精神怯弱等疾作矣。医者可急用保真丸、化痰丸等剂疗之。倘用之无效,必须依法熏脐。今将此方药料,开具于后。

麝香　五钱。引诸药入五脏六腑,周彻百节。

丁香　三钱。入肺补血,实脾胃。

青盐　四钱。入肾以实其子,使肺母无泄漏,如乳补下益其气管。

夜明砂　五钱。透肺孔,补气不足,散内伤有余。

乳香、木香　各二钱。

小茴　四钱。治湿沥之症,调达周流,升降其气,不致喘嗽。如欲断水,先寻此源。

没药、虎骨、蛇骨、龙骨、朱砂　各五钱。

雄黄　三钱。消除病根,扶弱助强。

白附子　五钱。循各经络有推前拽后之功。

人参、附子、胡椒　各七钱。补元气,行血化痰为津液。

五灵脂　五钱。保肺气,消有余,补不足。

槐皮　能闭押诸气之性,使无走窜。

艾叶　取其火热,劫病去毒,起死回生。

上为末,另用白面作条,圈于脐上,将前药一料分为三分,内取一分,先填麝香末五分入脐眼内;又将前药一分,入面圈内,按药令紧,中插数孔,外用槐皮一片盖于药上,艾火灸之,无时损易,壮其热气,或自上而下,自下而上,一身热透。患人必倦沉如醉,灸至五六十壮,遍身大汗,上至泥丸宫,下至涌泉穴。如此,则骨髓风寒暑湿,五劳七伤尽皆拔除。苟不汗则病未愈,再于三五日后又灸,灸至汗出为度。学者虽用小心灸至百二十壮,则疾必瘥。灸时要慎风寒,戒油腻生冷,保养一月以后,愈加精神健旺。若妇人灸脐,去麝,加韶脑一钱。

扁鹊明此二十味浮沉升降,君臣佐使,使其所治劳嗽之疾,无不痊愈,不惟劳疾。凡一年四季各薰一次,元气坚固,百病不生。及久嗽久喘,吐血寒劳,遗精白浊,阳事不举,下元极弱,精神失常,痰膈等疾,妇人赤白带下,久无生育,子宫极冷,凡用此灸,则百病顿除,益气延年。

(二) 接命丹

养丹田,助两肾,添精补髓,返老还童,却病延年。用大附子一枚,重二两二钱,切作薄片,夏布包定,以甘草、甘遂各二两捶碎,用烧酒二斤共浸半日,文武火煮,酒干为度。取起附子、草、遂不用,加麝香三分,捶千余下,分作二丸,阴干,纳一丸于脐中,七日一换。一丸放黑铅盒内养之。

(三) 温脐种子方

五灵脂、白芷、青盐(各二钱),麝香(一分)为末,另用荞麦粉水和成条,圈于脐上,以前药实于脐中。

寻常只用炒盐。又治霍乱欲死及小便不通。如虚冷甚者,加硫黄,入麝香为引。

用艾灸之,妇人尤宜。但觉脐中温暖即止,过数日再灸,太过则生热也。

(四) 温脐兜肚方

专主痞积,遗精白浊,妇人赤白带下,经脉不调,久不受孕者。惟有孕者忌之。白檀香、羚羊角(各一两),零陵香、马蹄香(即广沉香)、香白芷、马兜铃、木鳖子、甘松、升麻、血竭(各五钱),丁皮(七钱),麝香(九分),以上十二味为末,分作三分,每用一分。以蕲艾絮绵装白绫兜肚内。初服者,每三日后一解,至第五日又服,一月后常服之。

(五) 针灸服药吉日(紧急不拘)

丁卯、庚午、甲戌、丙子、丁丑、壬午、甲申、丙戌、丁亥、辛卯、壬辰、丙申、戊戌、己亥、庚子、辛丑、甲辰、乙巳、丙午、戊申、壬子、癸丑、乙卯、丙辰、己未、壬戌,及成开执日,忌辛未扁鹊死日。

又,春甲乙,夏丙丁,四季戊己,秋庚辛,冬壬癸。男喜破日忌除,女喜除日忌破,男女俱宜开日,俱忌满日,男忌戊,女忌己。又,游祸日不宜服药,正五九月巳日,二六十月卯日,三七十一月午日,四八十二月申日。

五、针 灸 禁 忌

（一）九宫尻神禁忌

坤踝震腨指牙上，巽属头兮乳口中，面背目干手膊兑，项腰艮膝肋离从，坎肘脚肚轮流数，惟有肩尻在中宫。

其法一岁从坤，二岁从震，周而复始。针灸犯之，重则丧命，轻发痈疽。

（二）九部人神禁忌

一脐二心三到肋，四咽五口六在首，七脊八腰九在足，轮流顺数忌针灸。

其法一岁起脐，二岁到心，周而复始数之。行年犯处，忌用针灸。

（三）十二部人神禁忌

一心二喉三到头，四肩五背六腰求，七腹八项九足（十）膝，十一阴（十二）股是一周。

其法亦一岁一位，周而复始数之。

（四）四季人神禁忌

春秋左右胁，冬夏在腰脐，四季人神处，针灸莫施行。

（五）逐月血忌

行针须要明血忌，正丑二寅三之未，四申五卯六酉宫，七辰八戌九居巳，十亥十一月午当，腊子更加逢日闭。

（六）逐月血支

血支针灸仍须忌，正丑二寅三卯位，四辰五巳六午中，七未八申九酉部，十月在戌十一亥，十二月于子上议。

（七）十二支人神所在禁忌

子目丑腰耳寅胸，卯脾鼻辰腰膝中，巳手午心未头手，申头背酉背仍同，戌在头面亥头项，十二支人神忌逢。

（八）逐日人神所在禁忌

一足鼻柱小指中，初一足大趾，十一鼻柱，廿一小指。

二踝发际外踝同，初二外踝，十二发际，廿二外踝。

三腿牙齿并肝足，初三股腿，十三牙齿，廿三在肝与足。

四腰胃脘手阳明，初四腰，十四胃脘，廿四手阳明经。

五口遍身足阳明，初五口，十五遍身，廿五足阳明胃经。

六手在胸又在胸，初六手，十六在胸，廿六又在胸。

七内踝气冲占膝，初七内踝，十七气冲，廿七在膝。

八腕股内占阴中，初八腕，十八股内，廿八在阴。

九尻在足并膝股，初九在尻，十九足，廿九膝股。

十腰内踝足跌中。初十腰背，二十内踝，三十足跌。

凡针灸必忌人神、尻神、血支、血忌之类。急病一日上忌一时，正午以后乃可灸，早则恐有昏晕。卒病不拘早晚，若值雷雨，亦必宁待。

六、外 科 用 药

隔蒜灸法　先以湿纸覆上，立候纸先干处为疮头，记定，然后用独蒜去两头，切中间三分厚，安疮头上，用艾炷于蒜上灸之。每五炷，换蒜再灸。如疮大有十数头作一处生者，以蒜捣烂摊患处，铺艾灸，蒜败再换。治一切痈疽肿毒大痛，或不痛，或麻木。若痛灸至不痛，不痛灸至痛，其痛乃随火而散，此拔引郁毒从治之法，有回生之功。若疮色或白或紫不起发，不大痛，不作脓，不问日期，最宜多灸，未成者消，已成者杀其大势。

豆豉饼　淡豆豉为末，用唾津或漱口水和作饼，如钱大，半分厚。置患处，以艾炷饼上灸之，饼干又易。治痈疽肿硬不溃，溃而不敛，并一切顽疮恶疮，未成即消，已成即溃。不效者，气血虚败也。

桑枝灸法　治发背不起发，不腐。用桑枝燃着吹息火焰，以火头灸患处，日三五次，每次片时，取瘀肉腐动为度；若腐肉已去，新肉生迟，宜灸四围；阴疮、瘰疬、流注、臁疮、寒邪所袭久不愈者，尤宜用之，未溃则拔毒止痛，已溃则补接阳气；其阳证肿痛焮甚，或重如负石，初起用之，水出即消；其经数日者，用之虽溃亦浅，且无苦楚。

第 七 章
龚居中针灸论

龚居中(公元17世纪),字应圆,号如虚子,明代金溪人。著《痰火点雪》又名《红炉点雪》四卷、《外科活人定本》四卷、《外科百效全书》、《幼科百效全书》、《女科百效全书》、《小儿痘疹医镜》、《福寿丹书》等。

本书收录其《红炉点雪》《外科百效全书》有关针灸论述。《红炉点雪》是一本肺痨证治专著,卷四重点论述灸法的运用,灸法治疗痰火证的方法以及灸法禁忌、保健等,篇幅较小,却言简意赅,独具创新,为后世灸法运用开拓了新的视野。一是打破陈规,创新思维,突破了灸法禁治热证及阴虚证的传统思想。二是思想独特,严格要求。"陈艾者,并令细软""凡点穴法,皆要平正,四体无使歪斜,灸时恐穴不正,徒坏好肉尔。若坐点则坐灸,卧点则卧灸,立点则立灸。反此,一动则不得真穴矣。凡灸,先阳后阴,先上后下,先少后多,皆宜审之"。三是扩大范围,辨证施灸。对痨病的治疗除运用药物外,还常配伍灸法,以四花穴、膏肓、肺俞、肾俞、足三里、合谷穴为主,根据自己的临床经验将灸法治病的范围扩大到一切虚实寒热证,同时还强调选穴宜精,提出灸法次序、体位的选择、灸量以及灸法禁忌,阐发了灸法的内涵,补充和发展了灸法理论,拓展了辨证施灸的推行和灸法的应用范围。《外科百效全书》主要论述了灸针熨法,隔蒜灸法、桑枝灸法、雷火神针、葱熨法等,记载了外科一些疾病的针灸疗法。

第一节 《痰火点雪》针灸论

一、痰 火 灸 法

窃谓人之一身,隐僻奇异等疾,轩岐议究已备,华佗内照无遗矣。然攻病之法,每以针灸切拔为言,而其药饵补泻,殊未言及,何也?盖古人立法,病之轻浅者,则以丸散汤剂疗之。病之年久沉痼者,非针灸不解。以其针有劫夺之功第,泻多补少。且今之针法,得妙者亦稀。若虚怯之体,倏致夭绝者有之。

若灸法去病之功,难以枚举。而其寒热虚实,轻重远近,无往不宜。盖寒病得火而散者,犹烈日消冰,有寒随温解之义也;热病得火而解者,犹暑极反凉,有火郁发之之义也;虚病得火而壮者,犹火迫水而气升,有温补热益之义也;实病得火而解者,犹火能消物,以实则泻之之义也;痰病得火而解者,以热则气行,津液流通故也。所以灸火不虚人者,以一灼谓一壮,以壮人为法也。若年深痼疾,非药力所能除,必借火力以攻拔之。谚云火有拔山之力,岂虚语哉?若病欲除其根,则一灸胜于药力多矣。但医必择其素熟经络穴道者乃可,不尔,则差之毫厘,谬之千里,非徒无益,而反害之。岂以人命若草菅耶?然火之功用,固有挽回枯槁之妙,必其人肌肉尚未尽脱,元气尚未尽虚,饮食能进者,乃能任此痛楚,灸后调理月余,则病自除,而体自充。况假此一灸,使病者有所禁戒警惕,自是如法调理,是以一举有两得之妙,若肌体尪赢,元气虚极,饮食不能进,则亦不能禁此燔灼,病必日剧,倘灸后病不得起,不惟无益,而反招病家之怨也,至嘱至告。

二、制　艾　法

凡用艾叶须陈久者,治令细软,谓之熟艾。若生艾灸火,则伤人肌脉。故孟子云:七年之病,求三年之艾。拣取净叶,捣去尘屑,石臼中木杵捣熟,罗去渣滓,取白者再捣至柔烂如绵为度,用炷燥则灸火有力。

三、取　火　法

凡灸艾者,宜用阳燧火珠,承日取太阳真火,其次钻槐取火为良。若急卒难备,则真麻油灯或蜡烛火,以艾茎烧点于炷,滋润灸疮,至愈而不痛也。其戞金击石钻燧八木之火,皆不可用。邵子云:火无体,因物以为体,金石之火,烈于草木之火,是矣。八木者,松火难瘥;柏火伤神,多汗;桑火伤肌肉;柘火伤气脉;枣火伤内消血;橘火伤营卫经络;榆火伤骨失志;竹火伤筋损目也。

凡痰火骨蒸痨瘵,梦遗盗汗传尸等症,宜灸四花六穴,膏肓二穴,肾腧二穴,肺腧二穴,足三里二穴,手合谷二穴,或膻中穴,但得穴真,无不验也。

四、取　穴　法

(一)取膏肓腧穴法

膏肓腧穴,无所不治。主赢瘦虚损,梦中失精,上气咳逆,狂惑失志等症。

取穴之法,令人正坐,曲肘伸两手,以臂着膝前,令正直,手大指与膝头齐,以物支肘,勿令臂得摇动。从胛骨上角;摸索至胛骨下头,其间当有二肋两间,灸中间,依胛骨之里,肋间深处是穴,骨容侧指许,摩筋肉之表,筋骨空处按之,但觉牵引骨节动,须灸胛中各一穴,至六百壮,多至千壮,当觉气下砻砻然如水状,亦当有所下出,若无停痰宿饮,则无所下也。若病已困,不能正坐,当令侧卧挽一臂,令前灸之也。求穴大较,以右手从左肩住指头,表所不及者是也。左手亦然,乃以前法灸之。若不能正坐,但伸两臂亦可,伏衣襆上,伸两臂令人挽两胛骨,使相推,不尔,胛骨遮穴不可得也。所伏衣襆,当令大小常定,不尔则失其穴。此灸讫后,令人阳气康盛,当消息以自补养,身体平复,其穴在五柱之上,四柱之下,横去六寸许,相准望取之。

论曰:昔秦缓不救晋侯之疾,以在膏之下,肓之上,针药所不及,即此穴也。孙真人笑其拙,不能求得此穴,所以病疴难遗,若能用心得而灸之,无疾不愈矣。明载于此,学者仔细详审,依法取之,无不得其真穴也。一法,医者先自坐,以目平正,却于壁上,以墨作一大图,却令患者正坐,常使其目视图,无得斜视别处,此良法也,令灸人正坐,曲脊仰脊依法,医者以指头后脊骨一节为一寸,自一柱至五柱,逐一以墨点记,令上下端直分明,且人有颈骨者,亦有无者,当以平肩为一柱是也,以四柱至五柱,用秆心比量两柱,上下远近,折为三分,亦以墨点脊上柱间,取第四柱下二分微多,五柱上一分微少,用笔点定,横过相去六寸之中,左右以为两穴,交下远近之准,大要两柱上下,合同身寸,一寸三分七厘微缩,有无大段长短不同以参者。《甲乙经》自大杼至尾骶骨作二十一柱,量三尺之数,分之若柱节分明,纵之尺寸不同,穴以柱数为定。若人肥大背厚,骨节难寻,当以平脐十四柱命门穴为准,上自大杼,下至命门,折为一十四柱,每柱一寸三分,合其穴无不真也。

（二）取肾腧穴法

令患人垂手正立,于平正木石之上,目无斜视,身无偏欹,去身上衣服,用切直杖。从地至脐中央,截断,却回杖于背上,当脊骨中杖尽处,即十四柱命门穴也。以杖记,却用秆心取同身三寸,折作一寸五分,两头即肾腧穴也。

（三）取肺腧法

当脊下第三椎骨下凹中,以墨点记,各开一寸五分是穴。

（四）取膻中法

胸前平乳当中一穴。

（五）取三里穴法

足三里二穴,在膝下三寸,大筋内宛宛中。

（六）取合谷穴法

合谷二穴,在虎口岐谷之间陷中。

五、论　点　穴

《千金》云:人有老少,体有长短,肤有肥瘦,皆须精思斟量,准而折之,又以肌肉纹理节解缝会,宛陷之中是。以手按之,病者快然。如此仔细安详用心者,乃能得之尔。又云:或身短而手长,或身长而手短,或胸腹长,或胸腹短,或大或小,又不可以一概而论也。

凡点穴法,皆要平正,四体无使歪斜,灸时恐穴不正,徒坏好肉尔。若坐点则坐灸,卧点则卧灸,立点则立灸。反此,一动则不得真穴矣。凡灸先阳后阴,先上后下,先少后多,皆宜审之。

六、论艾炷大小

黄帝曰:灸不分三。是谓徒炷务大也,小弱也,乃小作之。凡小儿七日以上,周年以还,不过壮炷如雀粪大。经曰:凡灸,欲艾炷根下广三分,使正气不能远达,病未能愈,则是炷欲大,惟头与四肢欲小耳,但去风邪而已。

七、论壮数多少

《千金》云:凡言壮数者,若丁壮病根深笃,可倍于方数,老少怯弱,可减半。扁鹊灸法有至百壮千壮。曹氏从治,有百壮大,十壮小,品方亦然。惟《明堂经》多云:针入六分,灸三壮,更无余论。故后人不准,惟因病之轻重而增损之。凡灸头顶,止于七壮,积至七七壮止。如人若治风,则灸上星、前顶、百会,皆至一百壮,腹皆宜灸五百壮,若鸠尾、巨阙亦不宜灸多,多则四肢细而无力,又足三里穴,乃云多至三二百壮,心俞不灸,若中急,灸至百壮,皆视其病轻重而用之,不可泥一说,而又不知其有一说也。《内经》只云:若是禁灸穴,明堂亦许灸一壮至三壮,恐未尽也。所谓五百壮千壮,岂可一日而尽? 必待三五七日,以至三年五年,以尽其数,乃可得也。

八、论 忌 避

《千金》云:欲行针灸,必先知本人行年宜忌,尻神及人神所在,不与禁忌相干则可。故男忌除,女忌破,男忌戌,女忌巳。又所谓血支血忌之类。凡医者,不能知此避忌,若逢病人危会,男女气怯,下手至困,达人智士拘于此? 若夫急难之际,卒暴之疾,命在须臾,宜速治之,况泥于禁忌,已沦于鬼神,岂不误哉! 但一日止忌一时,如子午八法,不拘禁忌。若忌未形之病,虽择良日,服药针灸当也。亦宜架天时日,恶午以后不可灸,谓阴气未至,灸无不差,午前及早,恐人气虚,有眩晕之咎,急卒亦不可拘。若值大风大雨雷电,宜暂停之,必待晴明灸之可也。

九、论治灸疮

凡着艾,须要疮发,所患即愈,不得疮发,其疾不愈。《甲乙经》云:灸疮若不发,用故履底灸令热,熨之,三日而发。今有用赤皮葱三五茎,去叶,于微火中煨熟拍破,热熨疮十余遍,其疮三日自发;亦有用麻油搽之而发者;亦有用皂角煎汤候冷,频频点之而发者。恐气血衰,宜服四物汤滋养者,不可一概而论。灸后务令疮发,乃去病也。凡贴疮,古人春用柳絮,夏用竹膜,秋用竹膜,冬用兔腹上细毛,猫腹毛亦佳。今人每用膏药贴之,日一二易,则疮易愈。未若一日两贴一易,使疮脓出多而痰除也。若欲用膏,必须用真麻油入治病之药,或祛风散气,滋血疗损之药,随症入之为妙。

十、论 忌 食

经曰灸之后,古人忌猪、鱼、热面、生酒、动风、冷物,鸡肉最毒。而今灸疮不发,用小鸡鲢鱼食之而发者,所谓以毒而攻毒,其理亦通,亦宜少用为佳。

十一、论 保 养

凡灸后切宜避风冷,节饮酒,戒房劳,喜、怒、忧、思、悲、恐七情之事,须要除之。可择幽静之居,养之为善,但君子志人不必喻也。

第二节 《外科百效全书》针灸论

一、灸针熨法

(一) 巴豆针

每用三棱针簪巴豆灯上烧红,将纸揉净针毒。

治一切恶疮恶毒,惟针核瘰,将篾箍箍住核,浅针数次。

(二) 雷火神针

闹阳花、蕲艾各一两,川乌、草乌各五钱,牙皂三钱,雄黄、硫黄各一钱,麝香一分。为细末,绵纸卷成条,如铁箸硬,隔七重火纸用力施针痛处。

治一切风损攀肩、溜肩等症。

(三) 葱熨法

用生葱捣烂炒热,频熨患处,至冷再换再熨。

治流注、结核、骨痛、鹤膝等症。先用隔蒜灸,余肿尚存,用此熨之,以助气血行壅滞。又治跌打损伤,止痛消肿散血之良剂。

二、脑痈

脑后、颈后、顶心发是六腑阳毒聚顶,太阳膀胱主之,久积痰火,湿热上蒸于脑也。

大凡头脑上生痈疽,宜服降火化痰、消肿托里之药,不可轻易针灸,惟初起隔蒜灸之则可,但艾炷宜小而少。

三、瘰疬

代灸散

治瘰疬溃烂臭不可闻,久不能愈。

官粉一钱　雄黄一钱　银朱五分　麝香二分

上为细末,用槐皮一片,将针密密刺孔,置疮上,上掺药一撮,以炭火炙热,其药气自然透入疮中,痛热为止,甚者换三次,轻者二次痊愈。

四、发　背

盖背虽膀胱、督脉所主,然五脏所系于背,或醇酒厚酒,或郁怒房劳,以致水枯火炎,痰凝气滞,或被外邪,与毒相搏,随处发生。

祖传云:真背发肿处多小口,如沙眼样,若无者乃阳毒也。又云:背发黑陷对心者死,不对心但乎冷,不痛不红黑陷者,救急以生姜贴毒上,艾灸变红方可外治。又云:背发之症先痒后痛,最为恶症,始起如豆大者便是,宜灸之。初灸不痛,灸之极痛则止;初灸痛,灸之不痛则止。使毒气随火而散,或稍大不可灸者,用针刺破,火筒吸拔五七次,去恶血。

五、附　骨　疽

附骨疽症,内痛如锥,外肉不红肿突,多因冷露所侵,或湿热痰火所致也。如此症初起,古方用青皮、甘草节煎服,或隔蒜如法大炷艾丸灸患处,仍以葱熨法熨之。若脓已成,即用火针,使毒不得内溃,带生用亦无妨,且不痛又易敛口。

六、脚　背　发

是症又名脱疽疗,原因膏粱房室损伤脾肾,或先渴而后发,或先发而后渴也。轻者,色赤作痛,自溃可治,先用隔蒜灸,内服脑疽类活命饮或败毒散,加银花、白芷、大黄。如痛止,用托里散;挟气者,用痰核类十六味流气饮;下虚者,用八味丸或八物汤加芪桂。重者,色黯不痛,先用隔蒜灸,更服补药固内,则恶肉不致上侵,庶可保生。

七、疗　疮

凡暴死者多是疗毒,急用灯照遍身,若有小疮宜急灸之,并服前飞龙夺命丹,亦有复醒者。如偏僻之处药难导达,惟灸有回生之功,若专疏利表散者危。

八、虫　兽　伤

凡春夏初交,犬多发狂,但见其尾直下不卷,口中流涎,舌黑者即是癫狗。若被所伤,不可视为泛常,乃九死一生之患。急用针刺去血,以小便洗,刮令净,以核桃壳半边,以人粪填满掩其疮孔,着艾于壳上灸之,壳焦粪干则易之,灸至百壮。次日又灸百壮,灸至三五百壮为佳,灸后用生南星、防风等分为末,再以口噙浆水洗净伤处,用绵拭干掺之,更不作脓,其内须服后药以撤其毒可也。

或只就咬处牙迹上灸之,一日灸三壮,灸至一百二十日乃止,常宜食炙韭菜,永不再发,亦良法也。

治蛇咬,宜急用麻绳或头发紧紧缚在上面,莫令毒气奔上,即勉强饱食,随用鸡蛋破些口,放咬处引出毒气,其蛋白随黑。若再未愈又换,必至蛋白不黑方止。又用土乌药叶生,擂酒,湿热醉服。又用嫩梨叶,捣烂酒炆吃,以醉为度。其渣以贴患处,若咬一二日毒传经络,用蕲艾铺咬处灸之,俟其痛止,再无后患。

第 八 章
张三锡《经络考》针灸论

张三锡,字叔承,号嗣泉,明代盱江(今江西抚州南城)人,后迁居应天府(今江苏南京)。世代业医,传承家学,悬壶济世三十年,博采群书,撰《医学六要》,即《四诊法》《本草选》《运气略》《经络考》《病机部》《治法汇》六部分,影响甚大。《经络考》前部分分述十四经脉,每经先论经络循行及主病,次述脏腑形态,再曰经穴歌,后载分寸歌;后部分分述人体四肢百骸的经络配属及其生理病理。内容详而不杂、博而有序,对系统研究经络腧穴理论具有很大的借鉴意义。

一、经 脉

黄帝曰:经脉者,所以能决死生,处百病,调虚实,不可不通。故曰:谷入于胃,脉道以通,血气乃行。

(一)肺手太阴之脉

起于中焦,下络大肠,还循胃口,上膈属肺,从肺系横出腋下,下循臑内,行少阴、心主之前,下肘中,循臂内上骨下廉,入寸口,上鱼,循鱼际,出大指之端。其支者,从腕后直出次指内廉,出其端。

是动则病肺胀满,膨膨然而喘咳,缺盆中痛,甚则交两手而瞀,此为臂厥,是主肺所生病者。咳,上气,喘渴,烦心,胸满,臑臂内前廉痛厥,掌中热。气盛有余,则肩背痛,风寒,汗出中风,小便数而欠。气虚则肩背痛寒,少气不足以息,溺色变。为此诸病。

臑,音糅;瞀,音务。

此言肺经脉气之行,乃为第一经之经脉也。凡言手者,以其井、荥、俞、经、合等穴,皆起于手也。凡言足者,以其井、荥、俞、经、合等穴,皆自足而始也。起,发也。中焦者,中脘也(在脐上四寸)。胃口,胃之上脘(脐上五寸)。络,犹兜也,如人横线为络以兜物也。循,巡也。膈,隔也。凡人心下有膈膜,前脐鸠尾，后齐十一椎（即脊骨），周围着脊，所以遮隔浊气，不使上熏心、肺也。肺系者，喉咙也。喉以候气，下接于肺。肩下胁上际曰腋，膊下对腋处为臑，肩肘之间也。臑尽处为肘，肘以下为臂。廉，隅也。手掌后高骨旁动脉为关，关前动脉为寸口。曰鱼、鱼际者，谓掌骨之前、大指本节之后，其肥肉隆起处，统谓之鱼；鱼际，则其间之穴名也。端，秒也。按：本经《营卫生会》《五味》《邪客》《刺节真邪》等篇，言人身有前三焦者，宗气出于上焦，即所谓积于胸中，又谓之积于膻中也，出喉咙以司呼吸。其营气者，阴精之气也，由中焦之气阳中有阴者，随上焦之气以降于下焦，而生此阴气，故曰清者为营，又谓之营出于中焦者是也。然营气阴性精专，随宗气以运行经隧之中，故谓之营行脉中者是也。其卫气者，阳精之气也，由下焦之气阴中有阳者，随中焦之气以升于上焦，以生此阳气，故曰浊者为卫，又谓之卫气出于下焦者是也。然卫气阳性慓悍，不随宗气而行，而自行于各经皮肤分肉之间，故谓之卫行脉外是也。兹手太阴之脉，起于中焦，以至下文（云云），本言宗气与营气同行，而卫气不与焉者也。即《灵枢经·营卫生会》篇所谓：与营俱行阳二十五度，行阴亦二十五度，为一周也，故五十度而复大会于手太阴矣。然此特言脉经运行之始尔。起于中焦者，即《生会》篇所谓：中焦亦并胃中，出上焦之后，此所受气者，泌糟粕，蒸津液，化其精微，上注于肺脉者是也。言由谷气入胃，其精微之气，起于中焦，下络大肠，以肺与大肠相为表里也。转巡胃出上口，属之于肺。即从肺系横出腋下，盖由胸部第四行之中府、云门以出腋下，下循臑内，历天府、侠白，行少阴心经，手厥阴心主包络两经之前，下入肘中，抵尺泽穴。即《生会》篇所谓：上焦出于胃上口，并咽以上，贯膈而布胸中，走腋，循太阴之分而行者也。既下肘中，乃循臂内上骨之下廉，历孔最、列缺，入寸口之经渠、太渊，以上鱼，循鱼际，出大指之端，至少商而止也。

其支者，如木之有枝，以其自直行之脉而旁行之也。臂骨尽处为腕，脉之大隧为经，交经者为络。盖本经脉虽终于大指，而络脉之行，从腕后之列缺穴，交于手之阳明经，而由合谷、二间、三间以至于商阳穴，又商阳而上行也。

是动则为肺胀等症者，是经变动则有此等。《难经》以是动为气，马玄台引经断为非，最是。

肺经诸穴歌

马玄台曰：欲明经络，须熟穴名，但徐氏歌俱自井荥而始，殊非本篇各经起止正义。滑氏歌合于起止，似欠妥，读者难之。今各阴经照滑氏，阳经照徐氏，则合于起止，且长短句法，学者颇便。若穴名既熟，则经脉了然矣。俗医曰：吾大方脉，非针灸科，何须识穴？此其所以为庸下，而不能入轩岐正脉也。

手太阴十一穴,中府云门天府列。侠白下尺泽,孔最见列缺。经渠太渊下鱼际,抵指少商如韭叶。

又分寸歌

太阴肺兮出中府,云门之下一寸许。云门璇玑旁六寸,巨骨之下二骨数。天府腋下三寸求,夹白肘上五寸主。尺泽肘中约文论,孔最腕上七寸取。列缺腕上一寸半,经渠寸口陷中是。太渊掌后横纹头,鱼际节后散脉举。少商大指端内侧,鼻衄刺之立见止。云门,巨骨下,侠气户旁二寸陷中,去中行任脉六寸。

气户,巨骨下,俞府两旁各二寸陷中,去中行任脉四寸,去膺窗四寸八分。

俞府,巨骨下,璇玑旁二寸陷中。

璇玑,天突下一寸。

天突,结喉下四寸宛中。

右挨穴之法,由天突起至璇玑,由璇玑至云门,其法甚简。后仿此。

(二) 大肠手阳明之脉

起于大指次指之端,循指上廉,出合谷两骨之间,上入两筋之间,循臂上廉,入肘外廉,上臑外前廉,上肩,出髃骨之前廉,出乎柱骨之会上,下入缺盆,络肺,下膈,属大肠。其支者,从缺盆上颈贯颊,入下齿中,还出挟口,交人中,左之右,右之左,上挟鼻孔。

是动则病齿痛,颈肿,是主津液所生病者。目黄,口干,鼽衄,喉痹,肩前臑痛,大指次指痛不用。气有余,则当脉所过者热肿,虚则寒栗不复。为此诸病。

髃,牛口反。颊,音荚。鼽,音求。衄,音恧。

此言大肠经脉气之行,乃为第二经也。大指次指者,手大指之次指,即第二指,名食指是也。肺经本出于大指,而大肠经则出于次指,兹言大指次指者,乃大指之次指,非言既出于大指而又出于次指也。合谷者,本经穴也俗名虎口,肩端两骨间为髃骨。肩胛上际处为天柱骨。缺盆,足阳明胃经穴也。头茎为颈。耳以下曲处为颊。

言大肠者,乃手阳明经之脉,受手太阴之交,遂起于次指之端,循此次指之商阳、二间、三间之上廉,出合谷穴,在两骨之间,又上阳溪穴,即两筋间,又循臂之上廉、偏历、温溜、下廉、上廉、三里,入肘外廉之曲池穴,上循臑外之前廉,历肘髎、五里、臂臑,以上肩之肩髃穴,又出髃骨之前廉,循巨骨穴,上出天柱骨之会上,会于大椎,自大椎而下入缺盆,循足阳明经脉外,络绕肺脏,复下膈,当天枢之外,会属于大肠。

其支别者,虽由偏历而入,又自缺盆上行于颈,循天鼎、扶突,上贯于颊,入下齿缝中,复出夹口两吻,相交于人中之内,左脉往右,右脉往左,上挟鼻孔,循禾髎、迎香而终,以交于足阳明胃经也。此经有病,则见目黄、鼻衄等症。

大肠经诸穴歌

手阳明廿穴名,循商阳二间三间而行。历合谷阳溪之俞,过偏历温溜之滨。下廉上廉三里而近,曲池肘髎五里之程。臂臑肩髃上于巨骨,天鼎纤乎扶突。禾髎唇连,迎香鼻迫。

又:分寸歌

商阳盐指内侧边,二间来寻本节前。三间节后陷中取,合谷虎口岐骨间。阳溪上侧腕中是,偏历腕后三寸安。温溜腕后去五寸,池前五寸下廉看。池前三寸上廉中,池前二寸三里逢。曲池曲骨纹头尽,肘髎大骨外廉近。大筋中央寻五里,肘上二寸行向里。臂臑肘上七寸量,肩髎肩端举臂取。巨骨肩尖端上行,天鼎喉旁四寸真。扶突天突旁三寸,禾髎水沟旁五分。迎香禾髎上一寸,大肠经穴自分明左右共四十穴。

(三)胃足阳明之脉

起于鼻之交頞中,旁纳太阳之脉,下循鼻外,上入齿中,还出挟口,环唇,下交承浆,却循颐后下廉,出大迎,循颊车,上耳前,过客主人,循发际,至额颅。其支者,从大迎前下人迎,循喉咙,入缺盆,下膈,属胃,络脾。

其直者,从缺盆下乳内廉,下挟脐,入气街中。

其支者,起于胃口,下循腹里,下至气冲,而合以下髀关,抵伏兔,下膝膑中,下循胫外廉,下足跗,入中指内间。

其支者,下廉三寸而别,下入中指外间。

其支者,别跗上,入大指间,出其端。

是动则病洒洒振寒,善呻数欠,颜黑,病至则恶人与火,闻木音则惕然而惊,心欲动,独闭户塞牖而处,甚则欲上高而歌,弃衣而走,贲响腹胀,是为骭厥,是主血所生病者。狂疟温淫,汗出鼽衄,口㖞唇胗,颈肿喉痹,大腹水肿,膝膑肿痛,循膺、乳、气街、股、伏兔、骭外廉、足跗上皆痛,中指不用。气盛则身已前皆热,其有余于胃,则消谷善饥,溺色黄。气不足则身已前皆寒栗,胃中寒则胀满。

颐,音遏。颅,音卢。髀,音比,去声。膑,音宾。跗,音抚。数,音朔;贲,音奔。骭,音骭。㖞,音呱。胗,音诊。

此言胃经脉气之行,乃为第三经也。额,鼻茎也,山根为頞。腮下为颔,颔中为颐,腮前为发际,发际前为额颅。股内为髀,髀前膝上起肉处为伏兔,伏兔后为髀关。挟膝筋中为膑,胫骨为骭,足面为跗。

足阳明受手阳明之交,起于鼻之两旁迎香穴,上行而左右相交于頞中,过睛明之分,下循鼻外,历承泣、四白、巨髎,上入齿中,还出挟口,两吻地仓,环绕唇下,左右相交于承浆,却循颐后下廉,出大迎,循颊车,上耳前,历下关,过客主人,循发际,行悬厘、颔厌之分,经头维,会于额颅之神庭。

其支别者,从大迎前下人迎,循喉咙,历水突、气舍,入缺盆,行足少阴俞府之外,下膈,当上脘、中脘之分,属胃络脾。

其直行者,从缺盆而下,下乳内廉,循气户、库房、屋翳、膺窗、乳中、乳根、不容、承满、梁门、关门,下挟脐,历天枢、外陵、大巨、水道、归来诸穴,而入气冲中(即气街)。

其支者,自属胃处,起胃下口,循腹里,过足少阴肓俞之外,本经之里,下至气冲中,与前入气冲者合。既相合于气冲中,乃下髀关,抵伏兔,历阴市、梁丘,下入膝膑中,经犊鼻,下循足面,曰跗之冲阳、陷谷,入中指外间之内庭,至厉兑穴而终也。

其络脉之支别者,自膝下三寸,循三里穴之外别下,历上廉、条口、下廉、丰隆、解溪、冲阳、陷谷,以至内庭、厉兑而合也。

又其支者,别跗上冲阳穴,别行入大指间,出足厥阴行间穴之外,循大指下出其端,以交于足太阴也。

及其动穴验病,则随虚实寒热,而见以上诸症于部分也。胃者,土也,闻木音则惕然而惊者,土畏木也。

胃经诸穴歌

足阳明四十五,自承泣四白而数。巨髎有地仓之积,大迎来颊车之伙。下关头维以人迎,水突气舍与缺盆。气户兮库房屋翳,膺窗兮乳中乳根。不容承满,梁门关门。太乙滑肉,天枢外陵。大巨从水道归来,气冲入髀关之境。伏兔至阴市梁丘,犊鼻自三里而行。上巨虚(即上廉)兮条口,下巨虚(即下廉)兮丰隆。解溪冲阳入陷谷,下内庭厉兑而终。

胃之经兮足阳明,承泣目下七分寻。四白目下方一寸,巨髎鼻孔旁八分。地仓夹吻四分近,大迎颔下寸三中。颊车耳下八分穴,下关耳前动脉行。头维神庭旁四五神庭,督脉穴,在中行发际上五分。头维去神庭四寸五分。人迎喉旁寸五真。水突筋前迎下在,气舍突下穴相乘(气舍在水突下)。缺盆舍下横骨内,各去中行寸半明。气户璇玑旁四寸,至乳六寸又四分。库房屋翳膺窗近,乳中正在乳头心。次有乳根出乳下,各一寸六不相侵自气户至乳根六穴,上下相去各一寸六分,去中行任脉各四寸。却去中行须四寸,以前穴道与君陈。不容巨阙旁三寸巨阙,任脉穴,脐上六寸五分,却行幽门寸五新幽门,肾经穴,巨阙旁一寸五分,在胃经、任脉二脉之中。其下承满与梁门,关门太一滑肉门。上下一寸无多少,共去中行三寸中。天枢脐旁二寸间,枢下一寸外陵安。枢下二寸大巨穴,枢下四寸水道全。枢下六寸归来好,共去中行二寸边。气冲鼠鼷上一寸鼠鼷,横骨尽处,又去中行四寸专。髀关膝上有尺二,伏兔膝上六寸是。阴市膝上方三寸,梁丘膝上二寸记。膝膑陷中犊鼻存,膝下三寸三里至。膝下六寸上廉穴,膝下七寸条口味。膝下八寸下廉看,膝下九寸丰隆系。却是踝上八寸量,比那下廉外边缀。解溪去庭六寸半(庭,内庭也),冲阳庭后五寸换。陷谷庭后二寸间,内庭次指外间现足大指次指外间陷中。厉兑大指次指端,去爪如韭胃井判。按:马玄台曰:足阳明胃经穴,自缺盆、气户、库房、屋翳、膺窗、乳中、乳根,去中行各四寸,上下相去各一寸六分。自不容、承满、梁门、关门、太乙、滑肉门,去中行各三寸,上下相去各一寸。自天枢、外陵、大巨、水道、归来,去中行各二寸,上下相去不等。其气冲一穴,则又去中行二寸,鼠鼷上一寸。其屈曲有如此者。徐氏针灸书皆以二行言之,误矣。左右各四十五穴,共九十穴。

（四）脾足太阴之脉

起于大指之端,循指内侧白肉际,过核骨后,上内踝前廉,上踹内,循胫骨后,交出厥阴之前,上膝股内前廉,入腹,属脾络胃,上膈挟咽,连舌本,散舌下。其支者,复从胃别上膈,注心中。是动则病舌本强,食则呕,胃脘痛,腹胀善噫,得后与气则快然如衰,身体皆重,是主脾所生病者。舌本痛,体不能动摇,食不下,烦心,心下急痛,溏瘕泄,水闭,黄疸,不能卧,强立,股膝内肿厥,足大趾不用。为此诸病。

踹,湔瓦切。

此言脾经脉之行,乃为第四经也。核骨,一作覈骨(俗之孤拐),足根后两旁起骨为踝骨。腓腹为踹,髀内为股,脐上为腹。咽以咽物,居喉之前,至胃长一尺六寸,为胃之系。舌本,舌根也。足太阴起大指端之隐白穴,受足阳明之交也。循大指内侧白肉际大都穴,过核骨后,历太白、公孙、商丘,上内踝前廉之三阴交,又上踹内,循䯒骨后之漏谷,上行二寸,交出足厥阴之前,至地机、阴陵泉,上循膝股前廉之血海、箕门,迤逦入腹,经冲门、府舍、中极、关元,复循腹结、大横、会下脘,历腹哀,过日月、期门之分,循本经之里,下至中脘之际,以属脾络胃。又由腹哀上膈,循食窦、天溪、胸乡、周荣,曲折而下至大包,又自大包外曲折向上。会中府,上行人迎之里,挟喉,连舌本,散舌下而终。

其支行者,由腹哀别行,再从胃部中脘穴之外上膈,注于膻中之里心之分,以交于手少阴心经也。

及其动穴验病,则为舌本强等症者,随其部分而应之也。

脾经诸穴歌

足太阴脾中洲,二十一穴隐白游。赴大都兮瞻太白,访公孙兮至商丘。越二阴之交,而漏谷地机可即。步阴陵之泉,而血海箕门是求。入冲门兮府舍轩豁,解腹结兮大横优游。腹哀食窦兮,接天溪而同派。胸乡周荣兮,缀大包而如钩。

又:分寸歌

大指端内侧隐白,节后陷中求大都。太白内侧核骨下,节后一寸公孙呼。商丘内踝微前陷,踝上三寸三阴交。踝上六寸漏谷是,膝下五寸地机朝。膝下内侧阴陵泉与阳陵泉相对,血海膝膑上内廉。箕门穴在鱼腹取,动脉应手越筋间。冲门期下尺五分期门,肝经穴,巨阙旁四寸五分。巨阙,任脉穴,脐上六寸五分。府舍期下九寸看。腹结期下六寸八,大横期下五寸半。腹哀期下方二寸,期门肝经穴道现。巨阙之旁四寸五,却连脾穴休胡乱。自此以上食窦穴,天溪胸乡周荣贯。相去寸六无多寡,又上寸六中府换肺穴。大包腋下有六寸,渊腋腋下三寸绊渊腋,胆经穴,腋下三寸与脾大包穴相连。

愚按:马玄台曰:中府,肺穴也。周荣、胸乡、天溪、食窦,脾经穴也。期门,肝经穴也。肝经之下有脾经之腹哀、大横、腹结、府舍、冲门诸穴,则中行开四寸五分,三经之穴上下相连。左右共四十二穴。

(五) 心手少阴之脉

起于心中,出属心系,下膈络小肠。其支者,从心系上挟咽,系目系。其直者,复从心系却上肺,下出腋下,循臑内后廉,行手太阴、心主之后,下肘内,循臂内后廉,抵掌后锐骨之端,入掌内后廉,循小指之内,出其端。是动则病嗌干,心痛,渴而欲饮,是为臂厥,是主心所生病者。目黄、胁痛、臑臂内后廉痛、厥、掌中热痛,为此诸病。

此言心经脉气之行,乃为第五经也。心系有二:一则上与肺相通,而入肺大叶间;一则由肺叶而下,曲折向后,并脊里,细络相连,贯脊髓与肾相通,正当七节之间。盖五脏系皆通于心,而心通五脏系也。手少阴经起于心,循任脉之外,属心系,下膈,当脐上二寸之分,络小肠。

其支者,从心系出任脉之外,上行而挟咽,系目也。

其直者,复从心系,直上至肺脏之分出,循腋下,抵极泉也穴在臂内腋下筋间,动脉入胸。自极泉下循臑内后廉,行手太阴、心主两经之后,历青灵穴,下肘内廉,抵少海。手腕下踝为兑骨。自少海而下,循臂内后廉,历灵道、通里,至掌后兑骨之端,经阴郄、神门,入掌内廉,至少府,循小指端之少冲而终,以交于手太阳也。故其发病,有嗌干、心痛等症。

心经诸穴歌

手少阴九穴成,极泉青灵少海深。自灵道通理而达,过阴郄神门而迎。抵于少府,少冲可寻。

又:分寸歌

少阴心起极泉中,腋下筋间脉入胸臂内腋下筋间,动脉入胸。青灵肘上三分取、伸肘举臂取之,少海肘后端五分肘内廉节后大骨外,去肘端五分,屈肘向头得之。灵道掌后一寸半,通里腕后一寸同。阴郄腕后方半寸,神门掌后兑骨隆。少府节后劳宫直,小指内侧取少冲。凡九穴,左右共一十八穴。

(六)小肠手太阳之脉

起于小指之端,循手外侧上腕,出踝中,直循臂骨下廉,出肘内侧两筋之间,上循臑外后廉,出肩解,绕肩胛,交肩上,入缺盆,络心,循咽,下膈,抵胃,属小肠。其支者,从缺盆循颈上颊,至目锐眦,却入耳中。

其支者,别颊,上𬬻,抵鼻,至目内眦,斜络于颧。

是动则病嗌痛、颔肿,不可以顾,肩似拔,臑似折,是主液所生病者。耳聋,目黄,颊肿,颈、颔、肩、臑、肘、臂外后廉痛,为此诸病。

此言小肠经脉气之行,乃为第六经也。臂骨尽处为腕,腕下兑骨为踝。脊两旁为膂,膂上两角为肩解,肩解片骨为肩胛。目外角为锐眦,目下为𬬻,目内角为内眦。手太阳起小指少泽穴,受手少阴心经之交也。由是循外侧之前谷、后溪上腕,出踝中,历腕骨、阳谷、养老穴,直上循臂骨下廉支正,出肘内侧两筋之间,历小海穴,上循臑外廉,行手阳明、少阳之外,上肩,循肩贞、臑俞、天宗、秉风、曲垣、肩外俞、肩中俞诸穴,乃上会大椎,左右相交于两肩之上。自交肩上入缺盆,循肩向腋下行,当膻中之分络心,循胃系下膈,过上脘,抵胃,下行任脉之外,当脐上二寸之分属小肠。

其支者,从缺盆循颈之天窗、天容,上颊抵颧髎,上至目锐眦,过瞳子髎,却入耳中,循听宫而终。

其支别者,别循颊,上䪼抵鼻,至目内眦睛明穴,以斜络于颧,而交于足太阳经也。故变动则有嗌痛,颔肿等症。

小肠诸穴歌

小肠穴,十九中。路从少泽,步前谷后溪之隆。道遵腕骨,观阳谷养老之崇。得支正于少海,逐肩贞以相从。值臑俞兮遇天宗,乘秉风兮曲垣中。肩外俞兮肩中俞,启天窗兮见天容。匪由颧髎,曷造听宫。

又:分寸歌

小指端外为少泽,前谷外侧节前觅。节后捏拳取后溪,腕骨腕前骨陷侧。兑谷下陷阳谷讨,腕上一寸名养老。支正腕后量五寸,少海肘端五分好。肩贞胛下两骨解,臑俞大骨下陷者大骨下胛上廉,举臂取之。天宗秉风后骨陷,秉风髎外举有空天髎外肩上髎后,举臂有空。曲恒肩中曲胛陷,外俞胛后一寸从即外肩俞,肩胛上廉去脊三寸。肩中二寸大杼旁,天窗扶突后陷详(颈大筋间前,曲颊下,扶突后,动脉应手陷中)。天容耳下曲颊后,颧髎面頄锐端量(面頄骨下廉,锐骨端陷中)。听宫耳端大如菽耳中珠子,大如赤小豆,此为小肠手太阳。左右共三十八穴。

（七）膀胱足太阳之脉

起于目内眦,上额交巅。其支者,从巅至耳上角。其直者,从巅入脑,还出别下项,循肩膊内,挟脊抵腰中,入循膂,络肾属膀胱。

其支者,从腰中下挟脊,内挟脊贯臀入腘中。

其支者,从膊内左右,别下贯胛,挟脊内,过髀枢,循髀外,从后廉,下合腘中,以下贯踹内,循外踝后,循京骨,至小指外侧。

是动则病。冲头痛,目似脱,项似拔,脊痛,腰似折,髀不可以曲,腘如结,踹如裂,是为踝厥,是主筋所生病者。痔、疟、狂癫疾,头囟项痛,目黄泪出,鼽衄,项、背、腰、尻、腘、踹、脚皆痛,小指不用,为此诸病。

膊,音博。膂,音旅。臀,音屯。腘,音国。胛,音甲。踹,音腨。腘即俗云腿腕。

此言膀胱经脉之行,乃为第七经也。目大角为内眦。发际前为额。脑上为巅顶也。脑,头髓也。脑后为项。肩后之下为肩膊。椎骨为脊。尻上横骨为腰。挟脊为膂。臀,尻也。挟腰髋骨两旁为机,机后为臀。腓腹上膝后曲处为腘。膂内为胛,即挟脊肉也。股外为髀。捷骨之下为髀枢。腓肠为踹。足太阳之脉,起于目内眦睛明穴,受手太阳之交也。上额,循攒竹,过神庭,历曲差、五处、承光、通天,自通天斜行左右,交于顶上之百会。

其支行者,从巅至百会,抵耳上角,过率谷、浮白、窍阴穴,所以散养于筋脉也。

其直行者,由通天、络郄、玉枕入络脑,复出下项,以抵天柱,又由天柱而下,过大椎、陶道,却循肩膊内,挟脊两旁相去各一寸半,下行历大杼、风门、肺俞、厥阴俞、心俞、膈俞、肝俞、胆俞、脾俞、胃俞、三焦俞、肾俞、大肠俞、小肠俞、膀胱俞、中膂内俞、白环俞,由是抵腰中,入循膂,络肾,下属膀胱。

其支别者,从腰中,循腰髋下挟脊,历上髎、次髎、中髎、下髎、会阳,下贯臀,至承扶、殷门、浮郄、委阳,入腘中之委中穴。

其支别者,为挟脊两旁第三行,相去各三寸之诸穴。自天柱而下,从膊内左右别行,下贯胛膂,历附分、魄户、膏肓、神堂、譩譆、膈关、魂门、阳纲、意舍、胃仓、肓门、志室、胞肓、秩边,下历尻臀,过髀枢也。又循髀枢之里,承扶之外一寸五分之间而下,与前之入腘中者相合下循会阳,下贯腨内,历承筋、承山、飞扬、附阳,出外踝后之昆仑、仆参、申脉、金门,循京骨、束骨、通谷,至小指外侧之至阴穴,以交于足少阴肾经也。

故其变动,则有邪气冲头而痛等症。

膀胱诸穴歌

足太阳,六十三。睛明攒竹,诣曲差五处之乡。承光通天,见络郄玉枕之行。天柱高兮大杼抵,风门开兮肺俞当。厥阴心膈之会,肝胆脾胃之藏。三焦肾兮大肠小肠,膀胱俞兮中膂白环。自从大杼至此,去脊中寸半之间。又有上次中下四髎,在腰四空以和调。会阳居尻尾之旁,吾背二行始了。仍上二椎旁附分。_{二椎下两旁,去脊中三寸。}三椎旁魄户,膏肓并四椎而过。神堂譩譆兮膈关魂门,阳纲意舍兮胃仓肓门。志室胞肓,背以秩边而分。承扶浮郄与委阳,殷门委中而合阳。至承筋与承山,到飞阳与辅阳。会昆仑仆参申脉,探金门京骨之场。由束骨而通谷,抵小指外至阴之间。

又:分寸歌

足太阳膀胱经,目内眦角始睛明。眉头陷中攒竹取,曲差发际上五分。五处发上一寸是,承光发上二寸半。通天络郄玉枕穴,相去寸五调匀看。玉枕夹脑一寸三,入发二寸枕骨现。天柱项后发际中,大筋外廉陷中献。自此夹脊开寸五,第一大杼二风门。三椎肺俞厥阴四,心俞五椎之下论。膈七肝九十胆俞,十一脾俞十二胃。十三三焦十四肾,_{魄户对肺俞,神堂对心俞,魂门对肝俞,意舍对脾俞,志室对肾俞,盖以肺藏魄、心藏神、肝藏魂、脾藏意、肾藏志,是谓五神藏也。}大肠十六之下椎。小肠十八膀十九,中膂内俞二十椎。白环二十椎下当,_{白环俞即腰俞。}

已上诸穴可排之。更有上次中下髎，一二三四腰空好。会阳阴尾尻骨旁，背部二行诸穴了。又从脊上开三寸，第二椎下为附分。三椎魄户四膏肓，第五椎下神堂尊。第六譩譆膈关七，第九魂门阳纲十。十一意舍之穴有，十二胃仓穴已分。十三肓门端正存，十四志室不须论。十九胞肓廿秩边，背部三行诸穴匀。又从臀下阴攻取，承扶居于陷中主。浮郄扶下方六分，委阳扶下寸六数。殷门扶下六寸长，腘中外廉两筋乡。委中膝腘约纹里，此下三寸寻合阳。承筋脚跟上七寸，穴在腨肠之中央。承山腨下分肉间，外踝七寸上飞扬。辅阳外踝上三寸，昆仑外跟陷中央。仆参亦在踝骨下，申脉踝下五分张。金门申脉下一寸，京骨外侧骨际量。束脉本节后陷中，通谷节前陷中计。至阴却在小指侧，以上诸穴属膀胱。计六十三穴，左右一百二十六。

（八）肾足少阴之脉

起于小趾之下，斜趋足心出于然谷之下，循内踝后，别入跟中，以上踹内，出腘内廉，上股内后廉，贯脊属肾，络膀胱。其直者，从肾上贯肝膈，入肺中，循喉咙，挟舌本。

其支者，从肺出络心，注胸中。

是动则病饥不欲食，面如漆柴，咳唾则有血，喝喝而喘，坐而欲起，目䀮䀮如无所见，心如悬若饥状，气不足则善恐，心惕惕如人将捕之，是为骨厥，是主肾所生病者。口热，舌干，咽肿，上气，嗌干及痛，烦心，心痛，黄疸，肠澼，脊股内后廉痛，痿厥，嗜卧，足下热而痛。为此诸病。

邪，斜同。跟，音根。䀮音荒。强，上声。

此言肾经脉气之行，乃为第八经也。趋，向也。跟，足根也。足少阴，起足小指之下，斜趋足之涌泉，转出内踝前起大骨下之然谷，下循内踝后之太溪，别入跟中之大钟、照海、水泉，乃折自大钟之外，上循内踝，行厥阴、太阴两经之后，经本经复溜、交信穴，过脾经之三阴交，上踹内，循筑宾，出腘内廉，抵阴谷，上股内后廉，贯脊，会于督之长强，还出于前，循横骨、大赫、气穴、四满、中注、肓俞，当肓俞之所，脐之左右，属肾，下脐，过任脉之关元、中极而络膀胱焉。

其直行者，从肓俞属肾处上所循商曲、石关、阴都、通谷诸穴，贯肝，上循幽门，上膈，历步廊，入肺中，循神封、灵墟、神藏、彧中、俞府，而上循喉咙，并人迎挟舌本而终。

其支者，自神藏别出，绕心注胸之膻中，以交于手厥阴心包络经也。

其动穴验病，则有面如漆柴，骨瘦等症。

肾经诸穴歌

足少阴兮廿七,涌泉流于然谷。太溪太冲兮水泉缘,照海复溜兮交信续。从筑宾兮上阴谷,掩横骨兮大赫麓。气穴四满兮中注,肓俞上通乎商曲。守石关兮阴都宁,闭通谷兮幽门肃。步郎神封而灵墟存,神藏或中而俞府足。

又:分寸歌

足掌心中是涌泉,然谷踝下一寸前(内踝前一寸)。太溪踝后跟骨上,大钟跟后踵中边(足踝后踵中大骨上两筋间门也)。水泉溪下一寸觅,照海踝下四分安。复溜踝上前二寸,交信踝上二寸联。二穴止隔筋前后,太阴之后少阴前前旁骨是复溜,后旁骨是交信,二穴止隔一条筋。筑宾内踝上腨分,阴谷膝下曲膝间。横骨大赫并气穴,四满中注亦相连。各开中行只寸半,上下相去一寸便。上膈肓俞亦一寸,肓俞脐旁半寸边。肓俞商曲石关来,阴都通谷幽门开。各开中行五分侠,六穴上下一寸裁。步廊神封灵墟存,神藏或中俞府尊。各开中行计二寸,上下寸六六穴同。俞府璇玑旁二寸,取之得法有成功。马玄台曰:阴都,中脘旁五分。通谷,上脘旁五分。幽门,巨阙旁五分。又按:下自横骨、气穴、四满、中注,上下各去一寸。所谓横骨在肓俞下五寸,有以也。但自横骨至中注,各开中行一寸半,肓俞、商曲、石关、阴都、通谷、幽门,各开中行五分,自步廊、神封、灵墟、神藏、或中、俞府,去中行各二寸。其屈曲有如此。徐氏针灸书皆以二行言,误矣。计二十七穴,左右等五十四穴。

(九)心主手厥阴心包络之脉

起于胸中,出属心包络,下膈,历络三焦。

其支者,循胸中,出胁下腋三寸,上抵腋下,循臑内,行太阴少阴之间入肘中,下臂行两筋之间入掌中,循中指出其端。

其支者,别掌中,循小指次指出其端。

是动则病手心热,臂肘挛急,腋肿,甚则胸胁支满,心中憺憺大动,面赤,目黄,喜笑不休,是主脉所生病者。烦心,心痛,掌中热。为此诸病。

此言心包络经脉气之行,乃为第九经也。胁上际为腋。小指次指,即手小指之次指,乃无名指也,盖自小指而逆数之,故云然。

手厥阴心包络经之脉,起于胸中,出属心下之包络,受足少阴肾经之交也。由是下膈,历络于膻中、中脘及阴交之三焦脐下一寸为阴交。其支者,自属心包,上循胸出胁,下腋三寸天池穴,上行抵腋下,下循臑内之天泉,以界手太阴肺经、手少阴心经两经之中间,入肘中之曲泽穴,又由肘中下臂,行臂两筋之间,循郄门、间使、内关、大陵，入掌中劳宫，循中指，出其端之中冲。

其支别者，从掌中循无名指出其端，而交于手少阳三焦经也。故其变动则有掌热等症。

心包络经诸穴歌

手厥阴心包之络，计有九穴之奇。自天池天泉而始，逐曲泽郄门而驰。间使通乎内关，大陵近于劳宫。即由掌握，乃抵中冲。

又：分寸歌

心络起自天池间，乳后一寸腋下三_{腋下三寸，乳后一寸}。天泉曲腋下二寸，曲泽屈肘陷中央。郄门去腕方五寸_{掌后去腕五寸}，间使腕后三寸量。内关去腕止二寸，大陵掌后两筋间。劳宫屈中名指取_{屈中指、无名指，取之}，中指之末中冲详。

（十）三焦少阳之脉

起于小指次指之端，上出两指之间，循手表腕，出臂外两骨之间，上贯肘，循臑外上肩，而交出足少阳之后，入缺盆，布膻中，散络心包，下膈，循属上焦。

其支者，从膻中上出缺盆，上项系耳后，直上出耳上角，以屈下颊至䪼。其支者，从耳后入耳中，出走耳前，过客主人前，交颊，至目锐眦。

是动则病耳聋，浑浑焞焞，嗌肿喉痹，是主气所生病者。汗出，目锐眦痛，颊肿，耳后、肩臑、肘臂外皆痛，小指次指不用。为此诸病。

_{焞，音屯。}

此言三焦经脉之行，乃为第十经也。臂骨尽处为腕。臑尽处为肘。膊下对腋处为臑。目下为䪼。

手少阳起小指次指之端关冲穴，_{即第四指也。}上出历液门、中渚。四指之间，循手表腕之阳池，出臂外两骨之间，至天井穴，从天井上行，循臂臑之外，历清冷渊、消泺，行手太阳之里、手阳明之外，上肩，循臑臑会、肩髎、天髎，交出足少阳之后，过秉风、肩井，下入缺盆，复由足阳明之外而交会于膻中之上焦。散布络绕于心包络，乃下膈入络膀胱，以约下焦，附右肾而生。

其支行者，从膻中而上出缺盆之外，上项，过大椎，循天牖，上耳后，经翳风、瘈脉、颅息，直上出耳上角，至角孙，过悬厘、颔厌，及过阳白、睛明，屈曲耳颊至䪼，会颧髎之分。

其又支者，从耳后翳风穴入耳中，过听宫，历耳门、禾髎，却出至目锐眦，会瞳子髎，循丝竹空而交于足少阳胆经也。随其经之所在，而虚实变动，乃见耳聋，浑浑焞焞等症也。

附三焦诸穴歌

手少阳三焦之脉,二十三穴之中。关冲连开液门,中渚阳池外关。支沟会宗三阳络,四渎天井清冷渊。消泺臑会,肩髎相联。天髎处天牖之下,翳风让瘈脉居先。颅息定而角孙近耳,丝竹空而和髎倒悬。耳门既辟,夏蚋闻焉。

又:分寸歌

无名之外端关冲,液门小次指陷中。中渚腋下去一寸,阳池腕上之陷中。外关腕后方二寸,腕后三寸开支沟臂外三寸两骨间。腕后三寸内会宗,空中有穴细心求。腕后四寸三阳络,四渎肘前五寸着。天井肘外大骨后,骨罅中间一寸摸。肘后二寸清冷渊,消泺对腋臂下看。臑会肩前三寸中肩前廉去肩头三寸宛宛中,肩髎臑上陷中央。天牖天容之后存天牖,颈大筋外,缺盆上,天容后,天柱前,完骨下,发际上。翳风耳后尖角陷(耳后尖角陷中,按之引耳中),瘈脉耳后青脉现。颅息亦在青络脉,角孙耳廓中间上。耳门耳前起肉中耳前起肉,当耳缺陷中,禾髎耳前动脉张。欲丝竹空何在,眉后陷中仔细量。马玄台曰:周身之穴,头部最难,徐氏以行分之,误矣。计共二十三穴,左右共四十六穴。

(十一) 胆足少阳之脉

起于目锐眦,上抵头角,下耳后,循颈,行手少阳之前,至肩上,却交出手少阳之后,入缺盆。其支者,从耳后入耳中,出走耳前,至目锐眦后。其支者,别锐眦,下大迎,合手少阳,抵于頔,下加颊车,下颈,合缺盆,以下胸中,贯膈,络肝,属胆,循胁里,出气街,绕毛际,横入髀厌中。其直者,从缺盆下腋,从胸过季胁,下合髀厌中。以下循髀阳,出膝外廉,下外辅骨之前,直下,抵绝骨之端,下出外踝之前,循足跗上,入小趾次趾之间。

其支者,别跗上,入大指之间,循大指岐骨内出其端,还贯爪甲出三毛。

是动则病口苦,善太息,心胁痛,不能转侧,甚则面微有尘,体无膏泽,足外反热,是为阳厥,是主骨所生病者。头痛,颔痛,目锐眦痛,缺盆中肿痛,腋下肿,马刀侠瘿,汗出,振寒,疟,胸、胁、肋、髀、膝外至胫绝骨、外踝前及诸节皆痛,小指次指不用。为此诸病。

此言胆经脉气之行,乃为第十一经也。腋下为胁,胁又名胠。曲骨之外为毛际,毛际两旁动脉为气冲。捷骨之下为髀厌,即髀枢也。胁骨之下为季胁属肝经穴,名章门。胻骨为辅骨,外踝以上为绝骨。足面为跗。足大指本节后为岐骨。大指爪甲后为三毛。

足少阳胆经起自锐眦之瞳子髎,由听会、客主人上抵头角,循颔厌下悬颅、悬厘,由悬厘外循耳上发际,至曲鬓、率谷,外折下耳后,循天冲、浮白、窍阴、完骨,又自完骨外折,循本神,过曲差,下至阳白,会睛明,复从睛明上行,循临泣、目窗、正营、承灵、脑空、风池至颈,过天牖,行手少阳之脉前,下至肩上,循肩井,却左右交出手少阳之后,从耳后颞颥间,过翳风之分,入耳中,过听宫,复目锐眦瞳子髎之分。

其支者,别自目外瞳子髎,而下大迎,合手少阳于䪼,当颧髎之分,下临颊车,下颈,循本经之前,与前之入缺盆者相合,下胸中天池之外,贯膈,即期门之所,络肝,下至日月之分,属于胆也。自属胆处,循胁内章门之里,至气冲,绕毛际,遂横入髀厌中之环跳穴。

其直行者,从缺盆下腋,循胸,历渊液、辄筋、日月,过季胁,循京门、带脉、五枢、维道、居髎,入上髎、中髎、长强,而下与前之入髀厌者相合。乃下循髀外,行太阳、阳明之间,历中渎、阳关,出膝外廉,抵阳陵泉。又自阳陵泉下于辅骨前,历阳交、外丘、光明,直下抵绝骨之端,循阳辅、悬钟,而下出外踝之前,至丘墟,循足面之临泣、五会、侠溪,乃上入于小指次指之端,至窍阴而终。

其支别者,自足跗面临泣,别行入大指,循岐骨内出大指端,还贯入爪甲,出三毛,以交于足厥阴肝也。

及其动穴验病,则为口苦者,以胆汁苦也;善太息者,胆气不舒也;为胁痛等症者,随其经而现也。

胆经诸穴歌

足少阳兮四十三,瞳子髎近听会间。客主人在颔厌集,悬颅悬厘曲鬓前。由率谷天冲而下,见浮白窍阴之妍。完骨露兮,本神阳白。临泣见兮,目窗与连。正营承灵居其后,脑空穴继灵而安。风池肩井兮渊液,辄筋日月兮京门辟。带脉五枢由维道,居髎而续环跳。风市抵中渎,饮阳关之阳陵泉。至阳交之外丘间,光明阳辅悬钟可瞻。丘墟临泣地五会,侠溪窍阴而胆经全。

又:分寸歌

足少阳兮四十三,头上廿穴分三折。起自瞳子至风池,积数陈之依次第。瞳子髎近眦五分,耳前陷中寻听会(耳微前陷中,上关下一寸)。客主人名上关同,耳前起骨开口空。颔厌悬颅之二穴,脑空上廉曲角下脑空,即颞颥。颔厌、悬颅二穴在曲角之下,脑空之上。悬厘之穴异于兹,脑空下廉曲角上。曲鬓耳上发际隅耳上发际,曲隅陷中,率谷耳上寸半安此穴在耳上些。天冲耳后入发二耳后入发际二寸,浮白入发一寸间亦耳后些。窍阴即是枕骨穴,完骨之上有空连在完骨上,沉骨下,动摇有空。完骨耳后入发际,量得四分须用记。本神神庭旁三寸,入发一寸

耳上系。阳白眉上方一寸,发上五分临泣用目上直入发际五分陷中。发上一寸当
阳穴,发上寸半目窗贡。正营发上二寸半,承灵发上四寸拥。脑空发上五寸半,
风池耳后发陷中耳后颞颥后,脑空下发际陷中。

　　至此计二十穴,分作三折向外而行。始自瞳子髎,至完骨是一折;又是完骨外折,上至
阳白、会晴明,是一折;又是晴明上行,循临泣、风池是一折。缘其穴曲外多,难以科牵,故比
作至二十,次第言之。歌曰:一瞳子髎二听会,三主人兮颔厌四,五悬颅兮六悬厘,第七数兮
曲鬓随,八率谷兮九天冲,十浮白兮之穴从。十一窍阴亦相继,十二完骨一折终。又自十三
本神始,十四阳白二折随。十五临泣目下穴,十六目窗之穴宜。十七正营十八灵,十九脑户
廿风池。依次细心量取之,胆经头上穴吾知。肩井肩上陷中求,大骨之前一寸半肩上
陷中,缺盆上,大骨前一寸半,以三指按取,当中指陷中。渊液腋下方三寸,辄筋期下五
分判。期门却是肝经穴,相去巨阙四寸半。日月期门下五分,京门监骨下腰绊
监骨下,腰中季胁,本夹脊肾之募。带脉章门下寸八,五枢章下四八贯(五枢去带脉三
寸,季胁下四寸八分)。维道章下五寸三,居髎章下八寸三。章门缘是肝经穴,下
脘之旁九寸含。环跳髀枢宛宛中髀枢中,侧卧屈上足,伸下足,以右手摸穴,左摇撼取
之,屈上伸下取穴同。风市垂手中指尽,膝上五寸中渎论髀外膝上五寸肉间陷中。
阳关阳陵上三寸,阳陵膝下一寸从。阳交外踝上七寸,踝上六寸外丘用。踝上
五寸光明穴,踝上四寸阳辅分。踝上三寸悬钟在,丘墟踝前之陷中。此去侠溪
四寸五,却是胆经原穴功。临泣侠溪后寸半,地五会去溪一寸。侠溪在指岐骨
间,窍阴四五二指端。按:足少阳之穴,在头者最难觅,若不知慎,祸不旋踵。计四十三穴,
左右共八十六穴。

(十二)肝足厥阴之脉

　　起于大指丛毛之际,上循足跗上廉,去内踝一寸,上踝八寸,交出太阴之
后,上腘内廉,循股阴,入毛中,过阴器,抵小腹,挟胃,属肝,络胆,上贯膈,布胁
肋,循喉咙之后,上入颃颡连目系,上出额,与督脉会于巅。其支者,从目系下
颊里,环唇内。其支者,复从肝别贯膈,上注肺。

　　是动则病腰痛,不可以俯仰,丈夫㿉疝,妇人少腹肿,甚则嗌干,面尘脱色,
是肝所生病者。胸满,呕逆,飧泄,狐疝,遗溺,闭癃,为此诸病。

　　此言肝经脉气之行,乃为第十二经也。三毛后横纹为聚毛。髀内为股。
脐下为小腹。目内深处为系。颃颡,咽颡也。

　　足厥阴起于大指聚毛之大敦,循足跗上廉,历行间、太冲,抵内踝前一寸之
中封,自中封上踝,过三阴交,历蠡沟、中都,复上一寸,交出太阴之后,上腘内

廉,至膝关、曲泉,循股内之阴包、五里、阴廉,遂当冲门、府舍之分,入阴毛中,左右相交,环绕阴器,抵小腹,而上会曲骨、中极、开元,复循章门至期门之所,挟胃,属肝,下日月之分络于胆也。又自期门上贯膈,行食窦之外,大包之里,散布胁肋,上云门、渊腋之间,人迎之外,循喉咙之后,上入颃颡,行大迎、地仓、四白、阳白之外,连目系,上出额,行临泣之里,与督脉相会于巅顶之百会。

其支行者,从目系下行任脉之外,本经之里,下颊里,交环于唇口之内。

其又支者,从期门属肝处,别贯膈,行食窦之外,本经之里,上注肺,下行至中焦挟中脘之分,以交于手太阴肺经也。及其动穴验病者,有癩疝等症,随其经而见也。肝与肾通,故多腰痛。

附肝经诸穴歌

足厥阴,一十三穴终。起大敦于行间,循太冲于中封。蠡沟中都之会,膝关曲泉之宫。袭阴包于五里,阴廉乃发。寻羊矢于章门,期门可攻。

又:分寸歌

足大指端名大敦内侧为隐白,外侧为大敦,行间大指缝中存。太冲本节后二寸,踝前一寸号中封足内踝骨前一寸,筋里宛宛中。蠡沟踝上五寸是内踝骨前上五寸,中都踝上七寸中内踝上七寸前骨中。膝关犊鼻下二寸,曲泉曲膝尽横纹。阴包膝上方四寸股内廉两筋间,蜷足取之,看膝内侧必有槽中,气冲三寸下五里气冲下三寸,阴股中动脉应手。阴廉冲下有二寸,羊矢冲下一寸许。气冲却是胃经穴,鼠鼷之上一寸主。鼠鼷横骨端尽处,相去中行四寸止。章门下脘旁九寸,肘尖尽处侧卧取。期门又在巨阙旁,四寸五分无差矣巨阙,任脉穴,脐上六寸五分。计十三穴,左右共二十六穴。

(十三) 督脉

督脉诸穴歌

督脉在背之中行,二十七穴始长强。舞腰俞兮歌阳关,入命门兮悬枢间。脊中筋束,乃造至阳灵台上。神道身柱,陶道以大椎而驻。哑门风府兮,脑户强间。后顶百会兮,前顶在前。囟会近上星之照,神庭见素髎之妙。水沟至兑端而无差,龂交居唇内而病疗。

又:分寸歌

督脉龂交唇内乡,兑端正在唇端央。水沟鼻下沟中索,素髎宜向鼻端详。头形北高面南下,先以前后发际量。分为一尺有二寸,发上五分神庭当。发上一寸上星位,发上二寸囟会良。发上前顶三寸半,发上百会五寸央在顶中央旋毛中,可容豆,两耳尖,性理北溪。陈氏曰:略近些子,犹天之极星居北。会后寸半即后顶,会后三寸强间明。会后脑户四寸半,后发入寸风府行项后发际入一寸,大筋内宛宛中。发上五分哑门在后发际上五分,项中央宛宛中。仰头取之,入系舌本,神庭至此十穴真。自此项骨下脊骶,分为二十有四项。大椎上有项骨在,约有三椎莫算之。尾有长强亦不算,中间廿一可排椎。大椎大骨为第一,二椎节内陶道知。第三椎间身柱在,第五神道不须疑。第六灵台至阳七,第九身内筋缩思。十一脊中之穴在,十二悬枢之穴奇。十四命门肾俞并,十六阳关自可知。二十一椎即腰俞,脊尾骨端长强随。共二十七穴。

(十四) 任脉

任脉诸穴歌

任脉二十四穴,行腹与胸,会阴始兮曲骨从。中极关元,石门可通气海阴交,神阙水分。下脘建里兮中脘上脘,巨阙鸠尾兮中庭膻中。玉堂上紫宫华盖,璇玑上天突之尊。饮彼廉泉,承浆味融。

又:分寸歌

任脉会阴两阴间,曲骨毛际陷中安。中极脐下四寸取,关元脐下三寸连。脐下二寸名石门,脐下寸半气海全。脐下一寸阴交穴,脐之中央即神阙。脐上一寸为水分,脐上二寸下脘列。脐上三寸名建里,脐上四寸中脘许。脐上五寸上脘在,巨阙脐上六寸五。鸠尾蔽骨下五分,中庭膻下寸六取。膻中却在两乳间,膻上寸六玉堂主。膻上紫宫三寸二,膻上华盖四八举四寸八分。膻上璇玑五寸八,玑上一寸天突起。天突喉下约四寸,廉泉颔下骨尖已。承浆颐前唇棱下,任脉中央行腹里。行腹中央,共二十四穴。

二、营　卫

腋

腋,谓臂下胁上际,属手厥阴心包络经。又属足厥阴肝经。腋前属手太阴肺,腋后属手少阴心,腋下属足厥阴肝,下六寸属足太阴脾之大络。

耳

属足少阴肾经。《难经》曰:肾气通于耳。耳前,属手足少阳、三焦胆、足阳明胃经之会。耳后,属手足少阳、三焦胆经之会。耳下曲颊,属足少阳胆、手阳明大肠经之会。曲颊前,属足少阳胆、手阳明大肠经之会。前寸许,属手阳明大肠经。曲颊后,属足少阳胆经。

鼻

頞中，属足阳明胃经督脉之会。鼻，属手大阴肺经。《素问》：西方白色，入通于肺，开窍于鼻。又属手足阳明督脉之会。《素问》曰：伤寒二日，阳明受之。阳明主肉，其脉夹鼻，故鼻干不得卧。侠鼻孔两旁五分，名迎香穴，属手足阳明之会。

口

口者，脾之所主，胃大肠脉之所侠。经曰：中央黄色入通于脾，开窍于口。又曰：脾气通于口，脾和则知五味矣。

齿

齿，统属足少阴肾经。《素问》曰：丈夫五八肾气衰，发堕齿槁。齿分上下断齿根肉也。上龈属足阳明胃经，《素问》曰：邪客足阳明之经，令人鼽衄，上齿寒。《针经》曰：上牙痛，喜寒而恶热，取足阳明之原冲阳穴。下龂属手阳明大肠经。张洁古曰：秦艽去下牙痛及除本经风湿。《针经》曰：下牙痛喜热而恶寒，取手阳明之原合谷穴。

唇

唇，属足太阴脾经。《素问》曰：脾者，仓廪之本，营之居也，其华在唇。《灵枢》曰：脾者，主为卫，使之迎粮，视唇舌好恶，以知吉凶。故唇上下好者，脾端正。唇偏举者，脾偏倾。揭唇者，脾高。唇下纵者，脾下。唇坚者，脾坚。唇大而不坚者，脾脆。脾病者，唇黄。脾绝者，四面肿。又曰：唇者，肌肉之本也。脉不营则肌肉不滑泽，不滑泽则肉满，肉满则唇反。唇反者，肉先死，甲日笃，乙日死。

又属足阳明胃。《灵枢》曰：足阳明所生病者，口㖞唇胗。

胗，古疹字，唇疡也。

又属手少阴经。《玄珠》曰：上下唇皆赤者，心热也。上唇赤，下唇白，肾虚而心火不降也。

又属手太阴肺。钱仲阳曰：肺主唇，唇白而湿者，吉。白如枯骨者，死。唇白当补脾肺，盖脾者，肺之母也。

侠口，统属冲任二脉。《灵枢》曰：二脉皆起胞中，上循背里，为经络之海。其浮而外者，循腹右上行，会于咽喉而络口唇，故气血盛则生须。

上唇侠口，属手阳明大肠经。下唇侠口，属足阳明胃。

舌

舌，属手少阴心经。《内经》曰：心气通于舌，心和则知五味矣。

又属足太阴脾经。张鸡峰曰：脾主四肢，其脉连舌本而络于唇。

又属足少阴肾经。《灵枢》曰：足少阴正直者，系舌本。《玄珠》曰：舌之下窍，廉泉穴也,肾之津液所潮。

又属足厥阴肝经。《灵枢》曰:肝者,筋之合也。筋者,聚于阴器而络于舌本。

舌主五味,以荣养于身;资于脾,以分津液于五脏。故心之本脉,系于舌根。脾之本脉,系于舌傍。肝脉循阴器络舌本。

颊腮

颐俗呼颧骨,属手足三焦胆、手太阳小肠经之会。又属手少阴心经。《灵枢》曰:心病者,颧赤。又属足少阴肾。《灵枢》曰:肾病者,颧与颜黑。

颊(面傍也),属手足少阳三焦胆、手太阳小肠、足阳明胃经之会。

咽喉

三锡曰:咽,以咽物,即食脘也。喉,以候气,即气脘也。会厌者,音声之户也。悬雍者,音声之关也。咽与喉,会厌与舌,此四者同在一门而其用各异。喉以候气,故喉气通于天。咽以纳食,故咽气通于地。会厌管乎其上,以司开合。掩其厌则食下,不掩则错,在喉之前,必舌抵上腭,则会厌能闭其喉矣。四者,交相为用,阙一则饮食废而死矣。

咽,属手太阳小肠、少阴心,足太阴脾,足厥阴肝经之会。《素问》曰:咽主地气,地气通于嗌。太阴脉布胃中,络于嗌,故腹满而嗌干。又属足少阴肾。《素问》曰:邪客于足少阴之络,令人咽痛不可内食。又属足阳明胃经。《灵枢》曰:阳明之脉上通于心,上循咽出于口。又属足厥阴肝、少阳胆。《素问》曰:肝者,中之将也,取决于胆,咽为之使。《灵枢》曰:足少阳之正,上侠咽,出颐颔。侠咽,属手少阴心,足太阴脾之会。

喉在咽之后,属手太阴肺,足阳明胃、少阴肾、厥阴肝经,任脉之会。《灵枢》曰:手太阴肺正出缺盆,循喉咙。《素问》曰:喉主天气,天气通于肺,即肺系也。又属手少阴心、少阳三焦经。《灵枢》曰:少阴正上走喉咙,出于面。《素问》曰:心咳之壮,咳则咽痛。越人曰:三焦之气通于喉,喉咙之声则发矣。

又属手足阳明大肠胃,手少阳三焦经之合。手阳明之正上循喉咙,出缺盆。又属足太阴脾。《千金》曰:喉咙者,脾胃之候也。喉咙,后属足厥阴肝,心包络。结喉两傍应手太阴动脉,属足阳明胃。

四肢

阳主四肢,经曰:四肢者,诸阳之本也。又曰:结阳者,肿四肢。又曰:四肢禀气于胃,而不得至经,必因于脾乃得禀也。脾虚,则四肢不用。又曰:四肢懈惰,此脾精之不行也。

筋

肝主筋,而各经俱有。大抵随其脉之所在而连属也。详具《灵枢》筋篇。

骨

肾主骨,在体为骨,在脏为肾。又曰:肾之合骨也。其荣发也。又曰:少阴者,冬脉也,伏行而温于骨髓。骨病,忌食苦甘,久立。经曰:多食甘则骨痛而发落。又曰:苦走骨,骨病无多食苦。又曰:久立伤骨。骨病不屈,经曰:手屈而不能伸者,病在筋;伸而不能屈者,病在骨。

肉

脾主肉,经曰:脾主肉,在体为肉,在脏为脾。又曰:邪在脾胃,则肌肉痛是也。肉之小为会为溪(谓肉少处也),肉之大会为谷即多肉处也。分肉之间,溪谷之会,以行荣卫,以会大气。湿伤肉,甘伤肉。又曰:甘走肉,肉病无多食甘。久坐伤肉。

皮

皮肤属肺,经曰:肺之合皮也,其荣毛也。毛折爪枯为肺绝。经曰:太阴者,行气温于皮毛者也。气不荣则皮毛焦,皮毛焦则津液去,津液既去则爪枯毛折。皮肤痛属心实。经曰:夏脉太过,则病身热肤痛。心火克肺也。皮肤索泽,索,尽也,精血枯涸,故皮肤润泽之气皆尽也。即仲景皮肤甲错,乃干涩而不滑泽之谓。

髭发

《内经》曰:肾之合骨也,其荣发也。多食甘,则骨痛而发落。甘益脾,脾克水,肾病也。女子七岁肾气实,齿更发长。五七阳明脉衰,面始焦发始堕。丈夫八岁肾气实,齿更发长。五八肾气衰,发堕齿槁。

《巢氏病源》曰:足少阳胆之经,其荣在须。足少阴肾之脉,其华在发。冲任二脉为十二经之海,其别络上唇口。若血盛则荣于头发,故须发美。若血气衰弱,经脉虚竭不能荣润,则发须脱落也。

《内经》:冲任脉别络唇口,妇人数脱血月月行经,故曰数脱血,冲任之脉不营于口唇,故须不生焉。宦者,去其宗筋,伤其冲脉,血泻不复,皮肤内结,唇口不荣,故须不生。有人未尝有所伤,不脱于血,其须不生何也?此天之所不足也。冲任不盛,宗筋不成,有气无血,唇口不荣,故须不生。髭须不黑,而皆黄赤,多热,多气。白者,少血少气。美眉者,太阳多血。通髯极须者,少阴多血;美须者,阳明多血。

第 九 章
黄宫绣《脉理求真》针灸论

黄宫绣(1730—1817),清代宜黄人。著有《医学求真录》《脉理求真》《本草求真》和《锦芳医案》,以《脉理求真》《本草求真》两书流传最广。

黄宫绣《脉理求真》虽专门论述脉诊,但亦不乏针灸探讨,如十二经脉歌、奇经脉义、奇经脉歌等内容。黄宫绣对于奇经病变有较多探讨,认为一般病情急重、病状剧烈,变化较多较快,可从奇经论治。奇经既能沟通十二经脉之间的联系,又对十二经气血有蓄积渗灌等调节作用。故其在针灸治疗中,针对病情急重、变化迅速的病证,主张奇经选穴治疗。黄氏指出临床确认奇脉之后,有利于及时正确地确立治疗原则:"用针用灸,则奇经之病,必求奇经之穴以治之。"

一、十二经脉歌

绣按:十二经络,皆为人身通气活血之具。其脉周流歧别,不可不为辨论,以究病情之起端,邪气之胜复,气血之盈亏,则临症索病,自有其枢,而不为其所惑矣,此经络歌义之不容忽也。玩书有言,直行为经,旁行为络。一似经络之义,业已尽是。讵知人身经络,其理推究靡穷,有可分论而见其端者,有可合论而得其意者。其分论而见,盖以经起中焦,常随营气下行而上;络起下焦,恒附营气上行而下。经起中焦,则经气之上升,实有过于其络;络起下焦,则络气之下降,实有越于其经。

故经多以气主,而络多以血主也。经主于气,故凡外邪之入,多于经受,而络常处于后;络主于血,故凡经邪之满,转溢于络,而络始得以受。是以经常处实,络常处虚。络得由经而实,而络亦不得以虚名也。经因受邪最早,故症多以寒见,而脉亦寸浮而紧;络因受邪稍缓,故症多因热成,而脉常见尺数而涩。经则随行上下,邪本易受,而开发最易;络则邪伏隐僻,邪即难入,而升散维艰。即经有言络处经外,邪入先自络始。然既由络入经,而经流连不散,则邪又溢于络,而见缠绵不已,故经与络又各自病,是其各别之势,有不相混如此。以经络通同而论,则经与络,虽各本于脏气之受,然究不越人身大气以为鼓运,故能流行不悖。设非大气磅礴,则彼盛此衰,生气有阻,其何以为长养元气之自乎!此其会通之妙,又有不容或忽如此。是以初病多责于经,久病多责于络,久病而再流连不解,则又多责于经之奇。以故仲景著为《伤寒论》法,多以经传立解;孙思邈著为《千金》等书,多以络病久病立说。即今姑苏叶天士,祖孙思邈,作为《临证指南集》,亦以久病活络为要,皆与经络不悖。第其经穴众多,其中错综分行,自非纂诵,难以记忆。因阅汪昂《本草备要》所订古本歌诀,颇有便世,用是附载以为采择,非惟初学得此可以诵习,即老医得此,亦可以为临证之一助也。

(一) 手太阴肺经

手太阴肺(脉)中焦起,下络大肠(肺与大肠相表里)胃口行(胃之上脘,即贲门)。上膈属肺从肺系(即喉管),横从腋下臑内萦(膊下对腋处名臑,音柔)。前于心与心包脉(行少阴心主之前),下肘循臂骨上廉(臑尽处为肘,肘以下为臂),遂入寸口上鱼际(关前动脉为寸口,大指后肉隆起处名为鱼,鱼际,其间穴名),大指内侧爪甲根(少商穴止),支络还从腕后出(臂骨尽处为腕),接次指交阳明经(大肠)。此经多气而少血,是动则为喘满咳(肺主气)。膨膨肺胀缺盆痛(肩下横骨陷中名缺盆,阳明胃经穴),两手交瞀(音茂)为臂厥。肺所生病咳上气,喘渴(金不生水)烦心(心脉上肺)胸满结(脉布胸中)。臑臂之内前廉痛,为厥或为掌中热(脉行少阴心主之前,掌心劳宫穴,属心包)。肩背痛是气(盛)有余(络脉交于手,上肩背),小便数(而)欠(便频而短)或汗出(肺主皮毛)。气虚亦痛(肩背寒痛)溺色变(母病及子),少气不足以报息(肺虚)。

(二) 手阳明大肠经

手阳明经大肠脉,次指内侧起商阳(本经穴名)。循指上廉出合谷(俗名虎口穴),两骨(两指岐骨间)两筋中间行(手背外侧,两筋陷中,阳溪穴)。循臂入肘(外廉)行臑外(廉),肩髃(音隅,肩端两骨)前廉柱骨傍(上出膀胱经之天柱骨,会于督脉之大椎)。会此(六阳经皆会于大椎。故经文云上出于柱骨之会上)下入缺盆内(肩下横骨陷中),络肺下膈属大肠(相为表里)。支从缺盆上入颈,斜贯两颊下齿当。挟口人中(鼻下沟洫)交左右,上挟鼻孔尽迎香(本经穴终,交足阳明)。此经血盛气亦盛,是动齿痛颈亦肿。是主津液病所生(大肠主津),目黄(大肠内热)口干(无津)鼽衄动(鼽,音求,鼻水。衄,鼻血),喉痹(金燥)

痛在肩前臑,大指次指痛不用(不随人用,皆经脉所过)。

(三)足阳明胃经

足阳明胃(脉)鼻頞起(山根),下循鼻外入上齿。环唇挟口交承浆(下唇陷中),颐后大迎颊车里(腮下为颔,颔下为颐,耳下为颊车。大迎,颔下穴名)。耳前发际至额颅,支循喉咙缺盆入。下膈属胃络脾宫(相为表里),直者下乳挟脐中。支(者)起胃口循腹里,下行直合气街逢(即气冲)。遂由髀关(抵伏兔)下膝膑(挟膝两筋为膑,一曰膝盖),循胫(外廉下)足跗(足面)中指通。支从中指入大指,厉兑之穴经尽矣(交足太阴)。此经多气复多血,振寒呻欠(呻吟呵欠)而颜黑。病至恶见火与人(血气盛而热甚),忌闻木声心惕惕(阳明土,恶木也)。闭户塞牖欲独处,甚则登高(而歌)弃衣(而)走。贲(奔)响腹胀(脉循腹里,水火相激而作声)为骭厥(足胫为骭),狂疟温淫及汗出(阳明法多汗),鼽衄口㖞并唇胗(音轸,唇疡。脉挟口环唇),颈肿喉痹(循颐循喉)腹水肿(土不制水)。膺乳(膺窗、乳中、乳根,皆本经乳间穴)膝膑股伏兔(膝上六寸肉起处),骭外足跗上皆痛。气盛热在身以前(阳明行身之前),有余消谷(善饥)溺黄甚。不足身以前皆寒,胃中寒而腹胀壅。

(四)足太阴脾经

太阴脾(脉)起足大指,循指内侧白肉际。过核骨后(孤拐骨。张景岳曰:非也,即大指后圆骨)内踝前(胫旁曰踝),上踹(音善,足肚也。一作踹,音短,足跟也。然经中二字通用)循胫膝股里。股内兼廉入腹中,属脾络胃(相为表里)上膈通。挟咽连舌(本,舌根也)散舌下,支者从胃(上膈)注心宫。此经血少而气旺,是动即病舌本强(上声)。食则呕出胃脘痛,心中善噫(即嗳)而腹胀。得后与气(大便嗳气)快然衰(病衰),脾病身重(脾主肌肉)不能(动)摇。瘕泄(瘕积泄泻)水闭及黄疸(脾湿),烦心心痛(即胃脘痛)食难消(食不下)。强立股膝内多肿(脾主四肢),不能卧因胃不和。

(五)手少阴心经

手少阴心(脉)起心经,下膈直络小肠承(相为表里)。支者挟咽系目系,直者(从)心系上肺腾。下腋循臑后廉出,太阴(脉)心主(心包)之后行(行二脉之后)。下肘循臂(内后廉)抵掌后,锐骨之端(掌后尖骨)小指停(少冲穴,交手太阳)。此经少血而多气,是动咽干(少阴火,脉挟咽)心痛应。目黄胁痛(系目出胁）渴欲饮,臂臑内(后廉)痛掌热蒸。

(六)手太阳小肠经

手太阳经小肠脉,小指之端起少泽(本经穴)。循手(外侧)上腕(臂骨尽处为腕)出踝中(掌侧腕下锐骨为踝),上臂骨(下廉)出肘内侧。两筋之间臑(外)后廉,出肩解(脊旁为膂,膂上两角为肩解)而绕肩胛(肩下成片骨)。交肩之上入缺盆(肩下横骨陷中),直络心中循嗌咽。下膈抵胃属小肠(小肠与心为表里)。支从缺盆上颈颊,至目锐眦入耳中(至本经听宫穴)。支者别颊复上䪼(音拙,目下),抵鼻至于目内眦(内角),络颧交足太阳接。嗌痛颔肿(循咽循颈)头难回(不可以顾),肩似拔兮臑似折(出肩循臑),耳聋目黄肿颊间(入耳至眦上颊)。是所生病为主液(小肠主液),颈颔肩臑肘臂(外廉)痛。此经少气而多血。

(七)足太阳膀胱经

足太阳经膀胱脉,目内眦上额交巅。支者从巅入耳(上)角,直者从巅络脑间。还出下项循肩膊(肩后之下为膊),挟脊(去脊各一寸五分,行十二俞等穴)抵腰循膂旋(脊旁为膂)。络肾正属膀胱腑(相为表里),一支贯臀入腘传(从腰首下中行,行上中次下髎等穴,入腘委中穴,膝后曲处为腘)。一支从膊别贯胛(膂肉为胛),挟脊(去脊各三寸,行附分、魄户、膏肓等穴)循髀(髀枢,股外为髀)合腘行(与前入腘者合)。贯腨(足肚)出踝(胫旁曰踝)循京骨(本经穴,足外侧赤白肉际),小指外侧至阴(穴)全(交足少阴)。此经少气而多血,头痛脊痛腰如折。目似脱兮项似拔,腘如结兮腨如裂。痔(脉入肛)疟(太阳疟)狂癫疾并生(癫狂篇亦有刺太阳经者),鼽衄(太阳经气不能循经下行,上冲于脑而为鼽衄)目黄而泪出。囟项背腰尻腘腨(尻,苦高切),病若动时皆痛彻(以上病皆经脉所过)。

(八)足少阴肾经

足肾经脉属少阴,斜从小指趋足心(涌泉穴)。出于然骨(一作谷,足内踝骨陷中)循内踝,入跟(足后跟)上腨腘内(廉)寻。上股(内)后廉直贯脊(会于督脉长强穴),属肾下络膀胱深(相为表里)。直者从肾贯肝膈,入肺挟舌(本)循喉咙。支者从肺络心上,注于胸(膻中)交手厥阴(心包经)。此经多气而少血,是动病饥不欲食(腹内饥而不嗜食),咳唾有血(脉入肺故咳。肾主唾,肾损故见血)喝喝喘(肾气上奔),目䀮(瞳子属肾)心悬(脉络心,水不制火)坐起辄(坐而欲起,阴虚不宁)。善恐(心惕惕)如人将捕之(肾志恐),咽肿舌干兼口热(少阴火)。上气(肾水溢而为肿)心痛或心烦(脉络心),黄疸(肾水乘脾,或为女劳疸)肠澼(肾移热于脾胃大肠,或痢或便血)及痿(骨痿)厥(下不足则上厥),脊股后廉之内痛,嗜卧(少阴病,但欲寐)足下热痛切。

(九)手厥阴心包经

手厥阴经心主标,心包下膈络三焦(心包与三焦为表里)。起自胸中(膻中)支(者)出胁,下腋三寸循臑(内)迢。太阴(肺)少阴(心)中间走,入肘下臂两筋超(掌后两筋横纹陷中)。行掌心(劳宫穴)从中指出(中冲穴),支从小指次指交(小指内之次指,交三焦经)。是经少气原多血,是动则病手心热(肘臂挛急,腋下肿,甚则支满在胸胁,心中憺憺时大动,面赤目黄,笑不歇)。是主脉所生病者(心主脉),掌热心烦心痛掣(皆经脉所过)。

(十)手少阳三焦经

手少阳经三焦脉,起手小指次指间(无名指关冲穴)。循腕(表手背)出臂(外)之两骨(天井穴),贯肘循臑外上肩。交出足少阳(胆)之后,入缺盆布膻中传(两乳中间)。散络心包而下膈,循属三焦表里联(三焦与心包为表里)。支从膻中缺盆出,上项出耳上角巅。以屈下颊而至䪼,支从耳后入耳(中)缘。出走耳前(过胆经客主人穴)交两颊,至目锐眦(外角)胆经连(交足少阳)。是经少血还多气,耳聋嗌肿及喉痹(少阳相火)。气所生病(气分三焦心包,皆主相火)汗出多(火蒸为汗),颊肿痛及目锐眦。耳后肩臑肘臂外,皆痛废及小次指(小指、次指不用)。

(十一)足少阳胆经

足少阳脉胆之经,起于两目锐眦边。上抵头角下耳后,循颈行手少阳前(三焦)。至肩却出少阳后,入缺盆中支者分。耳后入耳(中)耳前走,支别锐眦下大迎(胃经穴,在颔前一寸三分动脉陷中)。合手少阳抵于䪼(目下),下加颊车下颈连。复合缺盆下胸(贯)膈,络肝属胆表里萦(相为表里)。循胁里向气街出(侠脐四寸动脉),绕毛际入髀厌横(横入,髀厌即髀枢)。直者从缺盆下腋,循胸季胁过章门(胁骨下为季胁,即肝经章门穴)。下合髀厌(即髀枢)髀阳外(循髀外行太阳阳明之间),出膝外廉外辅(骨,即膝下两旁高骨)缘。下抵绝骨出外踝(外踝以上为绝骨,少阳行身侧,故每言外),循跗(足面)入小次指间。支者别跗入大指,循指歧骨出其端(足大指本节后为歧骨,交肝经)。此经多气而少血,是动口苦(胆汁上溢)善太息(木气不舒)。心胁疼痛转侧难,足热(足外反热)面尘体无泽(木郁不能生荣)。头痛颔痛锐眦痛,缺盆肿痛亦肿胁。马刀侠瘿颈腋生(少阳疮疡,坚而不溃),汗出(少阳相火)振寒多疟疾(少阳居半表半里,故疟发寒热,多属少阳)。胸胁髀膝(外)胫绝骨,外踝皆痛及诸节(皆经脉所过)。

(十二)足厥阴肝经

足厥阴肝脉所终,大指之端毛际丛(起大敦穴)。循足跗上(廉)上内踝(中封穴),出太阴后(脾脉之后)入腘中(内廉)。循股(阴)入毛(中)绕阴器,上抵小腹挟胃通。属肝络胆(相为表里)上贯膈,布于胁肋循喉咙(之后)。上入颃颡(咽颡,本篇后又云络舌本)连目系,出额会督顶巅逢(与督脉会于巅百会穴)。支者复从目系出,下行颊里交环唇。支者从肝别贯膈,上注于肺乃交宫(交于肺经)。是经血多而气少,腰痛俯仰难为工(不可俯仰)。妇少腹痛男癞疝(脉抵小腹环阴器),嗌干(脉络喉咙)脱色面尘蒙(木郁)。胸满呕逆及飧泄(木克土),狐疝遗尿(肝虚)或闭癃(肝火)。

二、奇 经 脉 义

绣按:奇经八脉,前人论之详矣。考诸时珍有言,八脉阳维起于诸阳之会,由外踝而上行于卫分;阴维起于诸阴之交,由内踝而上行于营分,所以为一身之纲维也。阳跷起于跟中,由外踝上行于身之左右;阴跷起于跟中,循内踝上行于身之左右,所以使机关之跷捷也。督脉起于会阴,循背而行于身之后,为阳脉之总督,故曰阳脉之海;任脉起于会阴,循腹而行于身之前,为阴脉之承任,故曰阴脉之海。冲脉起于会阴,夹脐而行,直冲于上,为诸脉之冲要,故曰十二经之海。带脉则横围于腰,状如束带,所以总约诸脉者也。是故阳维主一身之表,阴维主一身之里,以乾坤言也,阳跷主一身左右之阳,阴跷主一身左右之阴,以东西言也;督主身后之阳,任冲主身前之阴,以南北言也;带脉横束诸脉,以六合言也。又考张洁古有云:跷者,捷疾也。二脉起于足,使人跷捷也。阳跷在肌肉之上,阳脉所行,通贯六腑,主持诸表,故名为阳跷之络;阴在肌肉之下,阴脉所行,贯通五脏,主持诸里,故名为阴跷之络。观诸所论八脉,虽在十二经络之外,因别其名为奇,然亦可为正经正络之辅。盖正经犹于地道之沟渠,奇经犹于沟渠外之湖泽。正经之沟渠不涸,则奇经之湖泽不致甚竭;正经之沟水既满,则奇经之湖泽必溉。所以昔人有云:脏气安和,经脉调畅,八脉之形无从而见,即经络受邪不致满溢,与奇经无预。若经络之邪热既满,势必溢于奇经。如天雨降下,沟渠满溢,滂霈妄行,流于湖泽之意正自相符。且诸经皆为脏腑所配,此则自为起止,不与正经之例相同,故奇经又为十二经之约束。是以伤寒之邪,有从阳维而始传次三阳,有从阴维而始传次三阴。并脏气内结,邪气外溢,竟从奇经先受。然此由邪入内,而不于奇是留,非若十二经热满之必见有溢奇之日也。时珍云:医而知乎八脉,则十二经十五络之大旨得;仙而知乎八脉;则龙虎升降玄牝幽微之窍妙得。又曰:医不知此,罔探病机;仙不知此,难安炉鼎。旨哉斯言,录此以为医之一助。

三、奇 经 脉 歌

任脉起于中极底(脐下四寸,穴名中极。任脉起于其下二阴之交会阴之穴。任由会阴而行腹,督由会阴而行背),以上毛际循腹里(行中极穴)。上于关元(脐下三寸穴名)至咽喉,上颐循面入目是(络于承泣)。冲(脉)起气街并少阴(肾脉),挟脐上行胸中至(任脉当脐中而上,冲脉挟脐旁而上。以上并出《素问·骨空论》)。冲为五脏六腑海(冲为血海),五脏六腑所禀气。上渗诸阳(经)灌诸精(上出颃颡),从下冲上取兹义(故名冲)。亦有并肾下行者,注少阴络气街出。阴股内廉入腘中(膝后曲处),伏行骭骨内踝际。下渗三阴(肝脾肾)灌诸络,以温肌肉至跗指(循足面下涌泉入足大指。此段出《灵枢·逆顺肥瘦》篇)。督(脉)起少腹骨中央,入系廷孔(女人阴廷溺孔之端,即窈漏穴)络阴器。合篡(二阴之交名篡)至后别绕臀,与臣入络(太阳中络)少阴比(与膀胱、肾二脉相合)。上股(内后廉)贯脊属肾行,上同太阳起(目)内眦。上额交巅络脑间,下项循肩(膊内)仍挟脊。抵腰络肾(此督脉并太阳而行者)循男茎(男子阴茎),下篡亦与女子类。又从少腹贯脐中(央),贯心入喉颐及唇(环唇)。上系目下中央际,此为并任(此督脉并任脉而行者)亦同冲(脉)。大抵三脉同一本(冲任督三脉皆起于会阴之下,一原而三歧,异名而同体),《灵》《素》言之每错综(《灵枢·五音五味》篇:冲脉、任脉,皆起于胸中,上循背里。是又言冲任行背。故经亦有谓冲脉为督脉者。古图经有以任脉循背者谓之督。自少腹直上者谓之任,亦谓之督。今人大率以行身背者为督,行身前者为任,从中起者为冲。然考任督二经所行穴道,一在身前,一在身后;而冲脉居中,则无穴道。似当以此说为正)。督病少腹(上)冲心痛,不得前后(二便不通)冲疝攻(此督脉为病同于冲脉者）。其在女子为不孕（冲为血海，任主胞络），嗌干（脉循咽喉）遗尿及痔癃（络阴器，合篡间。此督脉为病同于冲任者）。任病男疝（内结七疝）女瘕带（带下瘕聚即妇人之疝），冲病里急气逆冲（血不足故急，气有余故逆。此段出《素问·骨空论》。督者，督领诸经之脉也。冲者，其气上冲也。任者，女子得之以任养也）。跷（阴跷脉）乃少阴（肾）之别脉，起然骨后（足内踝大骨之下，照海穴）至内踝。直上阴股入阴间，上循胸入缺盆过。出人迎前（胃经，颈旁动脉）入頄（顴）眦（目内眦，睛明穴），合于太阳阳跷和（阳跷脉始于膀胱经之申脉穴，足外踝下陷中。此段出《灵枢·脉度》篇）。此皆《灵》《素》说奇经，带及二维未说破。

附 录 一
穴 位 简 表

<hr>

首位字母	序号	穴位名称	取穴方法	主治病症	穴位别名
B	1	白环俞	横平第4骶后孔,骶正中嵴旁开1.5寸	遗尿,遗精,月经不调,带下,疝气,坐骨神经痛,腰骶痛等	环俞,玉环俞,玉房俞
B	2	百会	头顶正中线与两耳尖连线的交叉处,前发际上5寸	头痛,头胀,眩晕,休克,高血压,脱肛等	三阳五会,巅上
B	3	胞肓	臀部,平第2骶后孔,骶正中嵴旁开3寸	肠鸣,腹胀,便秘,癃闭,腰脊强痛等	
B	4	本神	前发际上0.5寸,神庭穴旁开3寸	头痛,眩晕,癫痫,小儿惊风,中风,不寐,偏瘫等	
B	5	髀关	大腿前,缝匠肌和阔筋膜张肌之间	下肢痿躄,腰膝冷痛,腹股沟淋巴结炎等	
B	6	臂臑	三角肌止点,曲池与肩髃连线,曲池上7寸	上肢瘫痪或疼痛,肩周炎,颈项肌肉痉挛,颈淋巴结核等	头冲,颈冲
B	7	秉风	冈上窝中央,天宗直上,举臂有凹陷处	肩臂疼痛不举,肩胛痛,上肢酸麻,咳嗽,肩周炎等	
B	8	不容	当脐中上6寸,距前正中线2寸	呕吐,胃病,食欲不振,腹胀,心痛等	
B	9	步廊	第5肋间隙,前正中线旁开2寸	胸痛,咳嗽,气喘,乳痛,呕吐,食欲不振等	
C	10	承扶	大腿后面,臀下横纹的中点	腰、骶、臀、股部疼痛,下肢瘫痪,坐骨神经痛,痔疾等	

首位字母	序号	穴位名称	取穴方法	主治病症	穴位别名
C	11	长强	尾骨端下,当尾骨端与肛门连线的中点处	痔疮,便血,遗尿,痢疾,腰背强痛,癫痫等	气郄,骨骶
C	12	承光	前发际正中直上2.5寸,旁开1.5寸	头痛,目眩,鼻塞,目视不明,热病,鼻炎等	
C	13	承浆	面部,颏唇沟的正中凹陷处	口歪,齿龈肿痛,流涎,暴暗,面瘫等	悬浆
C	14	承筋	委中与承山的连线上,委中下5寸	小腿痛,腰腿拘急痛,腓肠肌痉挛,坐骨神经痛,痔疾等	腨肠
C	15	承灵	前发际上4寸,头正中线旁开2.25寸	头目痛,眩晕,鼻渊,鼻衄,发热,咳嗽等	
C	16	承满	在上腹部,脐中上5寸,距前正中线2寸	胃痛,呕吐,吐血,食欲不振,腹胀,肠鸣,腹泻等	
C	17	承泣	面部,瞳孔直下,当眼球与眶下缘之间	目赤肿痛,流泪,夜盲,眼睑眴动,口眼㖞斜等	
C	18	承山	委中穴与昆仑穴之间,腓肠肌两肌腹间凹陷处	小腿痛,腰背痛,腹痛,疝气,便秘,脚气,霍乱转筋等	鱼腹,肉柱,伤山
C	19	瘈脉	耳后乳突中央,耳轮连线的中、下1/3交点处	耳鸣耳聋,头痛,目赤,呕吐,小儿惊痫,瘈疭等	
C	20	尺泽	在肘横纹中,肱二头肌腱桡侧凹陷处	咳嗽气喘,咯血烦满,咽喉肿痛,肘臂挛痛等	气堂
C	21	冲门	耻骨联合上缘中点旁开3.5寸	腹痛,疝气,小便淋沥,尿潴留,睾丸炎等	慈宫,上慈宫
C	22	冲阳	足背最高点,足背动脉搏动处	足痿无力,脚背红肿,胃痛腹胀,头痛,牙痛,口眼㖞斜等	会原,会骨,跗阳

首位字母	序号	穴位名称	取穴方法	主治病症	穴位别名
C	23	次髎	髂后上棘与后正中线之间,适对第2骶后孔	腰痛,下肢痿躄,疝气,月经不调,痛经,带下等	
C	24	攒竹	当眉头陷中,眶上切迹处	头痛目眩,迎风流泪,近视,眼睑𥉁动,面神经麻痹等	夜光,明光,光明,员柱
D	25	大包	侧胸部,腋中线上,当第6肋间隙处	胸肋满痛,气喘,全身疼痛,四肢无力等	大胞
D	26	大肠俞	腰部,当第4腰椎棘突下,旁开1.5寸	腰脊疼痛,腹痛,腹胀,肠鸣,泄泻,骶髂关节炎等	
D	27	大都	足内侧缘,当足大趾本节前下方赤白肉际处	足痛肿,腹胀,胃痛,呕吐,泄泻,便秘,热病,急慢性胃炎等	
D	28	大敦	足大趾末节外侧,趾甲根角侧后方0.1寸	疝气,少腹痛,遗尿,癃闭,月经不调,崩漏,癫痫,多寐等	水泉,三毛,大顺
D	29	大赫	脐下4寸,旁开0.5寸	月经不调,痛经,泄泻,痢疾,阳痿早泄等	
D	30	大横	在腹中部,距脐中4寸	腹痛,泄泻,便秘,急慢性肠炎等	肾气
D	31	大巨	下腹部,当脐中下2寸,距前正中线2寸	腹痛,腹泻,小腹胀满,疝气,小便不利,不寐等	腋门
D	32	大陵	腕掌横纹的中点处,掌长肌与桡侧腕屈肌间	手腕挛痛,腕下垂,喉痹,心痛,惊悸,胃痛,呕逆等	鬼心
D	33	大迎	下颌角前方,咬肌附着部前缘,面动脉搏动处	面肿,齿痛,颊肿,牙关紧闭,口眼㖞斜等	髓孔
D	34	大钟	内踝后下方,跟腱附着部的内侧前方凹陷处	足跟痛,腰脊强痛,咯血,咽痛,气喘,嗜卧,神经衰弱等	

首位字母	序号	穴位名称	取穴方法	主治病症	穴位别名
D	35	大杼	在背部,当第1胸椎棘突下,旁开1.5寸	肩背痛,颈项强痛,感冒,发热,头痛,咳嗽等	本神,百旁
D	36	大椎	在后背正中线上,第7颈椎棘突下凹陷中	发热,疟疾,中暑,感冒等	百劳,上杼
D	37	带脉	第11肋骨游离端下方垂线与脐水平线的交点上	腹痛,痛经,月经不调,腰胁痛,赤白带下等	
D	38	胆俞	背部,当第10胸椎棘突下,旁开1.5寸处	黄疸,口苦,呕吐,胁痛,饮食不下,肺痨,胃炎等	
D	39	膻中	平第4肋间,两乳头连线的中点	气喘,噎膈,胸痛,心悸,产后乳少等	元儿,胸堂,上气海
D	40	地仓	面部,口角外侧,上直瞳孔	口眼㖞斜,流涎,眼睑瞤动,齿痛,面神经麻痹等	会维,胃维
D	41	地机	当内踝尖与阴陵泉的连线上,阴陵泉下3寸	腿麻木,腹痛,腹胀,泄泻,食欲不振,痛经,腰痛等	脾舍
D	42	地五会	足四趾本节的后方,小趾伸肌腱的内侧缘	足跗疼痛,头痛,目赤,耳鸣,乳痈,乳胀等	
D	43	督俞	背部,当第6胸椎棘突下,旁开1.5寸	心痛,腹痛,肠鸣,呃逆,乳腺炎等	
D	44	犊鼻	屈膝,当膝关节髌韧带外侧凹陷中	膝痛,脚气,下肢麻痹,犊鼻肿等	外膝眼
D	45	兑端	上唇的尖端,人中沟下端皮肤与唇的移行部	口㖞唇紧,口臭,癫狂,齿龈肿痛,鼻中息肉,消渴等	兑骨
E	46	耳门	下颌骨髁突后缘,耳屏上切际前方张口有凹陷处	耳鸣,耳聋,聤耳,中耳炎,下颌关节炎,齿痛等	

续表

首位字母	序号	穴位名称	取穴方法	主治病症	穴位别名
E	47	二间	第2掌指关节桡侧远端赤白肉际凹陷处	食指屈伸不利,疼痛,喉痹,头面五官疾患等	间谷
F	48	飞扬	外踝尖与跟腱连线中点直上7寸,腓骨后缘处	腿软无力,腰背疼痛,头痛,目眩,鼻衄,颈项痛,癫狂等	厥阳
F	49	肺俞	在背部,当第3胸椎棘突下,旁开1.5寸	骨蒸潮热,盗汗吐血,颈肩疼痛,感冒咳嗽,气喘,肺炎等	
F	50	丰隆	外踝尖上8寸,距胫骨前缘二横指	头痛、眩晕、呕吐、便秘、高血压,水肿,下肢痿躄等	
F	51	风池	项部,胸锁乳突肌与斜方肌上端间的凹陷处	头痛头晕,伤风感冒,耳鸣,鼻炎,中风,口眼歪斜等	
F	52	风府	当后发际正中直上1寸,枕外隆凸直下	舌急不语,咽喉肿痛,头痛,项强,眩晕,感冒等	
F	53	风门	背部,当第2胸椎棘突下,旁开1.5寸	伤风咳嗽,头痛发热,发背痈,支气管炎,百日咳等	热府
F	54	风市	直立垂手时,中指尖所点处是穴	中风,半身不遂,下肢痿躄,麻木,脚气,坐骨神经痛等	
F	55	跗阳	小腿后面,外踝后,昆仑穴直上3寸	下肢瘫痪,腰腿痛,头痛目眩,外踝红肿,坐骨神经痛等	付阳
F	56	伏兔	大腿前面,髂前上棘与髌底外侧连线上髌底上6寸	腰腿痛,膝冷,脚气,疝气,腹胀,下肢瘫痪等	外丘,外勾
F	57	扶突	颈外侧部结喉旁,胸锁乳突肌的前、后缘之间	咳嗽气喘,咽喉肿痛,暴暗,瘰疬,甲状腺肿大等	水穴

首位字母	序号	穴位名称	取穴方法	主治病症	穴位别名
F	58	浮白	头部,当耳后乳突的后上方,天冲与完骨连线上 1/3 交点	头痛,颈项强痛,耳鸣,耳聋,齿痛,瘰疬等	
F	59	浮郄	腘横纹外侧端,委阳上 1 寸,股二头肌腱内侧	腘肌痉挛,股腘疼痛,便秘,急性胃肠炎,霍乱转筋等	
F	60	府舍	下腹部,当脐中下 4 寸,距前正中线 4 寸	腹痛,积聚,痞块,疝气,脾肿大等	
F	61	附分	背部,当第 2 胸椎棘突下,旁开 3 寸	肩背拘紧,颈项强痛,肘臂麻木不仁,肺炎等	
F	62	复溜	小腿内侧,太溪直上 2 寸,跟腱的前方	足痿,腿肿,下肢痿躄,腹胀,水肿,肠鸣,泄泻等	昌阳,伏白,外命
F	63	腹哀	腹部,脐上 3 寸,前正中线旁开 4 寸处	食欲不振,腹痛,泄泻,便秘,痢疾,消化不良等	
F	64	腹结	下腹部,大横穴下 1.3 寸,前正中线旁开 4 寸	腹痛,泄泻,疝气,便秘,痢疾等	
F	65	腹通谷	上腹部,当脐中上 5 寸,前正中线旁开 0.5 寸	腹痛,腹胀,呕吐,心痛心悸,消化不良等	
G	66	肝俞	背部,当第 9 胸椎棘突下,旁开 1.5 寸	脊背痛,黄疸,胁痛,目赤肿痛,视物模糊,迎风流泪等	
G	67	膏肓	第 4 胸椎棘突下,旁开 3 寸	咳嗽,气喘,肺痨,肩胛背痛,吐血,盗汗,健忘等	
G	68	膈关	背部,当第 7 胸椎棘突下,旁开 3 寸	胸中噎闷,脊背强痛,饮食不下,呕吐,呃逆,噎膈等	

首位字母	序号	穴位名称	取穴方法	主治病症	穴位别名
G	69	膈俞	背中,当第7胸椎棘突下,旁开1.5寸	背痛,脊强,呕吐呃逆,噎膈,胸满,贫血,胃炎,肠炎等	
G	70	公孙	足内侧缘,第1跖骨基底前下方,赤白肉际处	足痛肿,胃痛,呕吐,肠鸣,腹痛,失眠,食欲不振等	
G	71	关冲	手无名指末节尺侧,距指甲角0.1寸处	昏厥,热病,头痛,目赤痛,咽喉肿痛,中暑等	
G	72	关门	腹部,当脐中上3寸,距前正中线2寸	腹胀,腹痛,肠鸣泄泻,食欲不振,水肿,遗尿等	关明
G	73	关元	下腹部,前正中线上,当脐中下3寸	中风脱症,肾虚气喘,遗精,阳痿,淋浊,月经不调,强身保健	三结交,丹田,大中极
G	74	关元俞	腰部,当第5腰椎棘突下,旁开1.5寸	腰痛,腹胀,泄泻,痢疾,遗尿,消渴,贫血等	
G	75	光明	小腿外侧,当外踝尖上5寸,腓骨前缘	目痛,夜盲,乳胀痛,膝痛,下肢痿躄,视物不明等	
G	76	归来	下腹部,当脐中下4寸,距前正中线2寸	腹痛,疝气,月经不调,白带,卵巢炎,子宫脱垂等	溪穴,豁穴
H	77	和髎	侧头部,当鬓发后缘,颞浅动脉的后缘	头痛,牙关拘急,外耳道炎,面神经麻痹,面肌痉挛等	
H	78	颔厌	头部鬓发上,头维与曲鬓弧形连线上1/4处	偏头痛,眩晕,耳鸣,癫痫,鼻炎,小儿惊风等	
H	79	合谷	手背,第1、2掌骨间,第2掌骨桡侧中点处	指挛,口眼㖞斜,发热,头痛,咽痛,齿痛,多汗,滞产等	虎口,合骨

续表

首位字母	序号	穴位名称	取穴方法	主治病症	穴位别名
H	80	合阳	当委中穴与承山穴的连线上,委中穴直下2寸	腰脊强痛,下肢痿痹,崩漏,腓肠肌痉挛等	
H	81	横骨	下腹部,当脐中下5寸,前正中线旁开0.5寸	少腹胀,疝气,尿道炎,盆腔炎,小便不利等	下极,屈骨
H	82	后顶	当后发际正中直上5.5寸(脑户上3寸)	头痛、项强,偏头痛,目眩,癫狂,失眠,神经性头痛等	交冲
H	83	后溪	第5掌指关节后尺侧的近侧掌横纹头赤白肉际	手肘臂挛急,头项强痛,耳聋目赤,热病,盗汗,腰背痛等	
H	84	华盖	当前正中线上,平第1肋间	咳嗽,气喘,胸痛,胁肋痛,喉痹,咽肿等	
H	85	滑肉门	上腹部,当脐中上1寸,距前正中线2寸	胃痛,呕吐,癫狂,急慢性胃炎,肠炎等	
H	86	环跳	股骨大转子最高点与骶骨裂孔中外1/3交点连线上	腰骶痛,腰痛,半身不遂,瘫痪,坐骨神经痛等	枢中,髀枢,髋骨,髀厌
H	87	肓门	腰部,当第1腰椎棘突下,旁开3寸	腹痛,腰痛,痞块,便秘,乳疾,胃炎,下肢瘫痪等	
H	88	肓俞	腹中部,当脐中旁开0.5寸	腹痛,腹胀,呕吐,腰痛,痢疾,泄泻,月经不调等	
H	89	会阳	骶部,尾骨端旁开0.5寸	腹痛,泄泻,痢疾,便血,腰痛,阳痿等	利机
H	90	会阴	阴囊(阴唇)与肛门连线的中点	溺水窒息,产后昏迷,癫狂等	下极
H	91	会宗	前臂背侧,当腕背横纹上3寸,支沟尺侧	上肢臂痛,耳鸣,耳聋,癫痫,胆囊炎等	

首位字母	序号	穴位名称	取穴方法	主治病症	穴位别名
H	92	禾髎	上唇部,鼻孔外缘直下,平水沟穴	鼻疮息肉,鼻塞鼻衄,牙关紧闭,口㖞,面神经麻痹等	
H	93	魂门	背部,当第9胸椎棘突下,旁开3寸	胸胁胀痛,脊背疼痛,呕吐,饮食不下,肠鸣泄泻等	
J	94	箕门	大腿内侧,当血海与冲门连线上,血海上6寸	腹股沟肿痛,小便不利,遗尿,小儿麻痹后遗症等	
J	95	极泉	腋窝顶点,腋动脉搏动处	心痛,目黄,胸胁痛,肘臂冷痛,四肢不举,肋间神经痛等	
J	96	急脉	气冲穴外下腹股沟股动脉搏动处,距中线2.5寸	疝气,阴挺,阴茎痛,少腹痛,股内侧痛等	羊矢
J	97	脊中	当后正中线上,第十一胸椎棘突下凹陷中	腰脊强痛,黄疸,腹泻,癫痫,痔疮,感冒等	神宗,脊俞
J	98	颊车	面颊部,咀嚼时咬肌隆起时出现的凹陷处	口眼㖞斜,颊肿牙痛,面神经麻痹,腮腺炎,下颌关节炎等	
J	99	间使	前臂掌侧,曲泽与大陵连线上,腕横纹上3寸	肘臂痛,心悸,胃痛,心痛,月经不调,癫痫,呕吐等	鬼路
J	100	肩井	大椎穴与肩峰连线的中点	高血压,脑卒中,肩背痛,中风后遗症,肩周炎等	
J	101	肩髎	臂外展时,于肩峰后下方呈现凹陷处	肩臂痛,上肢麻痹或瘫痪,肩关节周围炎,风疹等	
J	102	肩外俞	第一胸椎棘突下,旁开3寸	肩背疼痛,颈项强急,上肢冷痛等	
J	103	肩髃	臂外展,或向前平伸时,当肩峰前下方凹陷处	肩臂挛痛,肩中热,上肢不遂,肩周炎,臂神经痛等	

首位字母	序号	穴位名称	取穴方法	主治病症	穴位别名
J	104	肩贞	肩关节后下方,臂内收时,腋后纹头上1寸	肩胛疼痛,手臂不举,耳鸣耳聋,头痛,上肢痛,肩周炎等	
J	105	肩中俞	第7颈椎棘突下,大椎旁开2寸处取穴	咳嗽,气喘,吐血,肩背疼痛等	
J	106	建里	前正中线上,脐中上3寸	胃痛,腹痛,腹胀,呕逆,胃溃疡等	
J	107	交信	小腿内侧,太溪穴直上2寸,复溜穴前0.5寸	股膝胫内侧痛,月经不调,崩漏,阴挺,泄泻,大便难等	内筋
J	108	角孙	相当于耳上角对应处,耳尖直上入发际处	耳部红肿,目赤肿痛,目翳,颊肿齿痛,偏头痛,腮腺炎等	
J	109	解溪	足背横纹中央,当𧿹长伸肌踺与趾长伸肌腱之间	头痛眩晕,目赤,腹胀便秘,癫狂,胃热,下肢痿躄无力等	草鞋带
J	110	金门	足外侧部,当外踝前缘直下,骰骨下缘处	头痛,癫痫,小儿惊风,腰痛,下肢痿躄,外踝痛等	关梁,梁关
J	111	筋缩	当后正中线上,第9胸椎棘突下凹陷中	胃痛,脊强,瘈疭,腰背痛,癫痫,胃炎等	
J	112	京骨	足外侧,第5跖骨粗隆下方,赤白肉际处	头痛,项强,癫痫,腰腿痛,踝关节痛,腰肌劳损等	
J	113	京门	侧腰部,第12肋骨游离端下方	腹胀,腹痛,肠鸣,泄泻,腰痛,肾炎,水肿,高血压等	
J	114	经渠	桡骨茎突内侧,桡动脉桡侧凹陷中	掌中热,气管炎,支气管哮喘,喉痹,发热,胸痛,咳嗽等	
J	115	睛明	目内眦角稍上方凹陷处	目赤肿痛,目眩,迎风流泪,近视,头痛,腰痛,视网膜炎等	

首位字母	序号	穴位名称	取穴方法	主治病症	穴位别名
J	116	鸠尾	上腹部,胸剑结合部下1寸	胸闷,咳嗽,心悸,心烦,呕吐,呃逆,胃痛等	神府,骬鹘
J	117	居髎	髂前上棘与股骨大转子最凸点连线的中点处	腰腿痹痛,月经不调,带下疝气,坐骨神经痛,下肢瘫痪等	
J	118	巨骨	锁骨肩峰端与肩胛冈之间凹陷处	肩臂挛痛,臂不举,瘰疬,瘿气,惊痫,吐血等	
J	119	巨髎	面部,瞳孔直下,平鼻翼下缘处,鼻唇沟外侧	口眼㖞斜,眼睑䀮动,鼻塞,鼻衄,齿痛,三叉神经痛等	
J	120	巨阙	前正中线上,当脐中上6寸	胃痛,胸痛,惊悸,痫证,健忘,呕吐,胃痉挛等	
J	121	厥阴俞	背部,当第4胸椎棘突下旁开1.5寸处	心痛,吐血,健忘,咳嗽,胸闷,呕吐,失眠等	厥俞
K	122	孔最	尺泽与太渊连线上,腕横纹上7寸	咳嗽,气喘,咯血,咽痛,热病无汗,扁桃体炎,肘臂痛	
K	123	库房	胸部,当第1肋间隙,距前正中线4寸	咳嗽,气喘,胸胁胀痛,咳吐脓血,支气管炎等	
K	124	昆仑	外踝尖与跟腱之间的凹陷处	脚跟痛,腰骶疼痛,头痛目眩,坐骨神经痛,项强,鼻衄等	下昆仑
L	125	劳宫	第2、3掌骨间偏第3掌骨,握拳屈指中指尖处	鹅掌风,心悸,癫狂痫,口疮,口臭,鼻衄,中风,善怒等	五里,掌中,鬼路
L	126	蠡沟	内踝尖上5寸,胫骨内侧面中央	胫部疼痛,小便不利,带下,月经不调,小腹痛等	
L	127	厉兑	足第2趾末节外侧,距趾甲角0.1寸	齿痛,口㖞,咽喉肿痛,鼻衄,癫狂,热病,足背肿痛等	

首位字母	序号	穴位名称	取穴方法	主治病症	穴位别名
L	128	廉泉	结喉上方,舌骨的上缘凹陷处	舌下肿痛,舌缓流涎,中风失语,暴喑等	本池,舌本
L	129	梁门	上腹部,当脐中上4寸,距前正中线2寸	纳少,胃痛,呕吐,胃下垂,胃神经官能症等	
L	130	梁丘	髌底上2寸,髂前上棘与髌底外侧端连线上	急性胃痛,乳痈,尿血,膝肿痛,胃痉挛,下肢不遂等	
L	131	列缺	前臂桡侧缘,桡骨茎突上方,腕横纹上1.5寸	掌中热,上肢不遂,咽喉痛,口眼㖞斜,牙痛,气喘等	童玄
L	132	灵道	腕横纹上1.5寸,尺侧腕屈肌腱的桡侧缘	肘臂挛急,癔病,精神分裂症,手麻不仁,舌骨肌麻痹等	
L	133	灵台	当第6胸椎棘突下凹陷中	咳嗽,气喘,背痛,项强,痈疽,疔疮,支气管炎等	肺底
L	134	灵墟	在第3肋间隙,前正中线旁开2寸	咳嗽,支气管炎,呕吐,胸膜炎,肋间神经痛等	
L	135	漏谷	内踝尖与阴陵泉穴的连线上,距内踝尖6寸	腿膝冷,麻木不仁,小便不利,下肢痿躄,消化不良等	
L	136	颅息	耳后,沿耳轮连线的上、中1/3的交点处	耳鸣耳聋,偏头痛,呕吐,小儿惊痫,甲状腺肿等	
L	137	络却	前发际正中直上5.5寸,旁开1.5寸	眩晕,耳鸣,青盲内障,鼻塞,癫狂,面神经麻痹等	强阳,脑盖,及行
M	138	眉冲	头部,当攒竹直上入发际0.5寸	头痛,目赤,视物不明,鼻塞,眩晕,癫痫等	小竹
M	139	命门	后正中线,第2腰椎棘突下凹陷中	虚损腰痛,遗尿,泄泻,遗精,月经不调,胃下垂等	

首位字母	序号	穴位名称	取穴方法	主治病症	穴位别名
M	140	目窗	前发际上 1.5 寸，头正中线旁开 2.25 寸	头痛目眩，结膜炎，青光眼，小儿惊风，发热等	至营
N	141	脑户	后发际正中上 2.5 寸，枕外隆凸上缘凹陷处	头痛头重，面赤目黄，眩晕，癫痫，喑不能言，颈项强痛等	会额，合颅，仰风，会颅
N	142	脑空	枕外隆凸的上缘外侧，头正中线旁开 2.25 寸	头痛，目赤肿痛，瘈病，癫痫，颈项强痛，惊悸等	颞颥
N	143	臑会	臂外侧，肘尖与肩髎的连线上，肩髎穴下 3 寸	肩臂痛，肩胛肿痛，甲状腺肿，瘰疬等	臑会，臑窌，臑髎
N	144	臑俞	臂内收，腋后纹头直上，肩胛冈下缘凹陷中	肩臂酸痛无力，肩肿，肩关节周围炎，瘰疬等	
N	145	内关	前臂掌侧，曲泽与大陵连线上，腕横纹上 2 寸	肘臂疼痛，心悸，心绞痛，胃炎呕吐，热病，瘈病等	
N	146	内庭	足背当第 2、3 趾间，趾蹼缘后方赤白肉际处	足背肿痛，齿痛，咽痛，腹痛腹胀，热病，急慢性胃炎等	
P	147	膀胱俞	骶正中崤第 2 骶椎棘突下旁开 1.5 寸	腰脊强痛，坐骨神经痛，膀胱炎，遗尿，糖尿病，痢疾等	
P	148	脾俞	背部，当第 11 胸椎棘突下，旁开 1.5 寸	背痛，腹胀腹泻，痢疾，呕吐纳呆，水肿，糖尿病等	
P	149	偏历	腕背横纹上 3 寸，阳溪与曲池连线上	耳鸣，鼻衄，手臂酸痛，口眼㖞斜，喉痛，目赤，水肿等	
P	150	魄户	第 3 胸椎棘突下，旁开 3 寸	感冒，支气管炎，支气管哮喘，肋间神经痛，肩背痛等	

首位字母	序号	穴位名称	取穴方法	主治病症	穴位别名
P	151	仆参	外踝后下方,昆仑直下,跟骨外侧,赤白肉际处	踝关节炎,下肢瘫痪,尿路感染,癫痫,晕厥等	
Q	152	期门	乳头直下,第6肋间隙,前正中线旁开4寸	胃肠官能症,胃炎,肠炎,胆囊炎,肝炎,肝肿大,胸中热等	
Q	153	气冲	腹股沟稍上方,脐中下5寸,距前正中线2寸	疝气偏坠,睾丸肿痛,小便淋漓,月经不调,难产,阳痿等	气街
Q	154	气海	前正中线上,当脐中下1.5寸	虚脱,厥逆,腹痛,泄泻,形体羸瘦,强身保健等	脖胦,下肓,丹田等
Q	155	气海俞	第3腰椎棘突下,旁开1.5寸	腰腿不利,痛经,腰骶神经根炎,性功能障碍,下肢瘫痪等	
Q	156	气户	锁骨中点下缘,距前正中线4寸	咳嗽,气喘,吐血,呃逆,支气管炎,哮喘等	
Q	157	气舍	颈部,胸锁乳突肌的胸骨头与锁骨头之间	咽喉肿痛,咳嗽,瘿瘤,瘰疬,颈项强直,肩肿等	
Q	158	气穴	脐中下3寸,前正中线旁开0.5寸	月经不调,带下,小便不通,尿路感染,肠炎,腰痛等	胞门,子户
Q	159	前顶	头正中线,入前发际3.5寸(百会前1.5寸)	癫痫、头晕、目眩、头顶痛、鼻渊、目赤肿痛、高血压等	
Q	160	前谷	第5掌指关节前方,掌指横纹端赤白肉际处	手指麻木,肘挛臂痛,热病无汗,耳鸣,目赤,癫痫等	
Q	161	强间	后发际正中直上4寸(脑户上1.5寸)	头痛,项强,烦心,目眩,癫狂,失眠,血管性头痛等	大羽
Q	162	青灵	臂内侧,肘横纹上3寸,肱二头肌内侧沟中	目黄,胁痛,腋下肿痛,肩臂不举,肩周炎,肘关节炎等	青灵泉

首位字母	序号	穴位名称	取穴方法	主治病症	穴位别名
Q	163	清冷渊	臂外侧,屈肘时当肘尖直上2寸,天井上1寸	肩臂疼痛,偏头痛,目痛,胁痛,黄疸,肝炎等	
Q	164	丘墟	足外踝的前下方,趾长伸肌腱的外侧凹陷处	外踝肿痛,下肢痿躄,目痛,目视不明,目翳,腰胁痛等	
Q	165	曲鬓	耳前鬓角发际后缘垂线与角孙水平线交点处	偏头痛,齿痛,目赤肿痛,脑血管病,三叉神经痛等	曲发
Q	166	曲差	前发际正中直上0.5寸,旁开1.5寸	头痛目眩,视物不明,鼻塞,面神经麻痹,三叉神经痛等	
Q	167	曲池	屈肘,当尺泽与肱骨外上髁连线中点	手臂痹痛,上肢不遂,热病,高血压,神经衰弱等	
Q	168	曲骨	当前正中线上,耻骨联合上缘的中点处	赤白带下,小腹疼痛,月经不调,五脏虚弱等	回骨
Q	169	曲泉	膝内侧部,半腱肌、半膜肌止端前缘凹陷处	膝痛,下肢痿躄,月经不调,小腹痛,泄泻,遗精,阳痿等	
Q	170	曲垣	冈上窝内侧,臑俞与第2胸椎棘突连线中点处	肩胛背项疼痛,冈上肌腱炎,肩周炎等	
Q	171	曲泽	肘横纹中,当肱二头肌腱的尺侧缘	肘臂痛,心悸,咳嗽,胃痛,呕吐,热病,泄泻,中暑等	
Q	172	颧髎	目外眦直下,颧骨下缘凹陷处	口眼㖞斜,颊肿,眼睑瞤动,面赤目黄,三叉神经痛等	权髎,兑骨
Q	173	缺盆	锁骨上窝中央,胸正中线旁开4寸处	咳嗽,气喘,缺盆中痛,胸部满闷,喉痹,瘰疬,瘿瘤等	天盖

首位字母	序号	穴位名称	取穴方法	主治病症	穴位别名
R	174	然谷	内踝前下方,足舟骨粗隆下方凹陷中	足跗痛,下肢痿躄,咽喉炎,膀胱炎,月经不调,泄泻等	龙渊,然骨
R	175	人迎	颈部,喉结旁开1.5寸,颈总动脉搏动处	咽喉肿痛,饮食难下,瘰疬瘿气,高血压,支气管哮喘等	天五会,五会
R	176	日月	乳头正下方,第7肋间隙中	胁肋疼痛,胀满,呕吐,吞酸,呃逆,黄疸等	神光
R	177	乳根	乳头直下,第5肋间隙,距前正中线4寸	咳嗽,气喘,胸痛,少乳,乳痛,肋间神经痛,乳腺炎等	
R	178	乳中	第4肋间隙,乳头中央	按摩通络活血,促进乳汁分泌等	
S	179	率谷	耳尖直上入发际1.5寸,角孙穴直上方	头痛,眩晕,呕吐,小儿惊风,偏头痛等	耳尖
S	180	三间	手背第二掌指关节后,桡侧凹陷处,握拳取穴	手指及手背肿痛,咽喉肿痛,齿痛,目痛,痢疾等	少谷
S	181	三焦俞	第1腰椎棘突下,旁开1.5寸	腰脊强痛,腹胀,肠鸣,肾炎,尿潴留,胃痉挛,神经衰弱等	
S	182	三阳络	前臂背侧,腕背横纹上4寸,尺骨与桡骨之间	前臂疼痛麻木,耳聋,齿痛,失语,热病,肘关节炎等	通间,通门
S	183	三阴交	小腿内侧,足内踝尖上3寸,胫骨内侧缘后方	腹胀腹泻,月经不调,不孕,阳痿,高血压,下肢瘫痪等	
S	184	商丘	舟骨结节与内踝尖连线的中点处	足踝痛,胃痛,腹胀肠鸣,泄泻,黄疸,癫狂,消化不良等	
S	185	商曲	上腹部,脐中上2寸,前正中线旁开0.5寸	胃痛,腹痛腹胀,腹泻便秘,腹中积聚,腹膜炎等	高曲,商谷

续表

首位字母	序号	穴位名称	取穴方法	主治病症	穴位别名
S	186	商阳	手食指末节桡侧,距指甲角0.1寸	耳聋,齿痛,咽喉肿痛,颌肿,手指麻木,热病,昏迷等	绝阳
S	187	上关	耳前,下关穴直上,当颧弓上缘的凹陷处	耳鸣耳聋,中耳炎,面神经麻痹,口眼㖞斜,三叉神经痛等	客主人,客主
S	188	上巨虚	小腿前外侧,当犊鼻下6寸,距胫骨前缘一横指	下肢痿躄,膝痛,脚气,泄泻,痢疾,肠鸣,便秘等	
S	189	上廉	阳溪和曲池的连线上,肘横纹下3寸	手臂肩膊酸痛麻木,偏瘫,肠炎,腹痛,腹泻,头痛等	手上廉
S	190	上髎	髂后上棘与后正中线之间,对第一骶后孔	小便不利,月经不调,带下,阴挺,遗精,阳痿,腰骶痛等	
S	191	上脘	前正中线上,脐上5寸处	胃痛,呃逆,反胃,呕吐,胃炎等	
S	192	上星	头部,当前发际正中直上1寸	头痛,目眩,目赤痛,鼻塞,前额神经痛,角膜炎,近视等	
S	193	少冲	小指末节桡侧,指甲角旁开0.1寸	心悸,心痛,胸胁痛,癫狂,热病,手挛臂痛,休克等	经始
S	194	少府	第4、5掌骨间,握拳时,小指尖处	掌中热,小指痉挛,心悸,胸痛,小便不利,悲恐善惊等	
S	195	少海	肘横纹内侧端与肱骨内上髁连线的中点处	心痛、癔病,肘臂挛痛,臂麻手颤,头项痛,尺神经麻痹等	
S	196	少商	拇指末端桡侧,指甲角旁开0.1寸	指腕挛急,咽痛喉肿,中风,昏厥,肺炎,精神分裂症等	
S	197	少泽	小指末节尺侧,指甲角旁开0.1寸	肩臂外后侧痛,头痛项强,咽喉肿痛,乳痛,昏迷,热病等	

首位字母	序号	穴位名称	取穴方法	主治病症	穴位别名
S	198	申脉	外踝直下方凹陷中，在腓骨长短肌腱上缘	头痛，眩晕，癫、狂、痫证，失眠，目赤肿痛，项强等	
S	199	身柱	当后正中线上，第3胸椎棘突下凹陷中	腰脊强痛，喘息，身热，咳嗽，气喘，神经衰弱等	
S	200	神藏	第2肋间隙，前正中线旁开2寸	咳嗽，胸痛，烦满，呕吐，气喘，支气管炎等	
S	201	神道	当后正中线上，第5胸椎棘突下凹陷中	气喘，健忘，惊悸，腰背痛，咳嗽，疟疾，脊背强痛等	冲道
S	202	神封	第4肋间隙，前正中线旁开2寸	咳嗽，气喘，乳痈，呕吐，食欲不振，乳痈等	
S	203	神门	腕部，腕横纹尺侧腕屈肌腱的桡侧凹陷处	掌中热，心痛，心烦，健忘失眠，高血压，胸胁痛等	
S	204	神阙	脐中部，脐中央	泄痢，绕脐腹痛，脱肛，五淋等	脐中，气舍，气合
S	205	神堂	第5胸椎棘突下，旁开3寸	咳嗽，气喘，胸闷，脊背强痛，肩痛，心脏病等	
S	206	神庭	头部，当前发际正中直上0.5寸	癫痫，惊悸，失眠，头痛，鼻渊等	发际
S	207	肾俞	第2腰椎棘突下，旁开1.5寸	腰痛，目昏，遗尿，小便不利，耳鸣，肾炎，半身不遂等	
S	208	石关	脐中上3寸，前正中线旁开0.5寸	腹痛，呕吐，便秘，胃肠痉挛，不孕等	
S	209	石门	前正中线上，当脐中下2寸	腹胀，泄利，绕脐腹痛，疝气，水肿等	
S	210	食窦	在胸部，第5肋间隙，前正中线旁开6寸	腹胀肠鸣，反胃，水肿，肋间神经痛等	命关

首位字母	序号	穴位名称	取穴方法	主治病症	穴位别名
S	211	手三里	当阳溪与曲池连线上,肘横纹下2寸	手臂无力,肘挛不伸,上肢不遂,腹痛腹泻,齿痛,颊肿等	
S	212	手五里	臂外侧,当曲池与肩髃连线上,曲池上3寸处	咳嗽、肘臂疼痛挛急,瘰疬,咳嗽吐血,痢疾,上肢麻痛等	臂五里,尺之五间
S	213	俞府	锁骨下缘,前正中线旁开2寸	咳嗽,气喘,胸痛,呕吐,气管炎,肋间神经炎等	
S	214	束骨	第5跖趾关节后方,赤白肉际处	下肢后侧痛,腰背痛,头痛,项强,腰腿痛,坐骨神经痛等	
S	215	水道	下腹部,脐中下3寸,前正中线旁开2寸	小腹胀满,小便不利,痛经,不孕,卵巢炎等	
S	216	水分	上腹部,前正中线上,当脐中上1寸	腹痛,肠鸣泄泻,水肿,腰脊强痛等	分水,中守
S	217	水沟	人中沟的上1/3与中1/3交点处	中风,牙关紧闭,口喎,腰痛,落枕,癫痫,面部肿痛等	人中,鬼宫,鬼市,鬼客厅
S	218	水泉	足内侧,内踝后下方,当太溪直下1寸	足跟痛,月经不调,痛经,小便不利,目眩,腹痛等	
S	219	水突	胸锁乳突肌的前缘,人迎与气舍连线的中点	咽喉肿痛,咳嗽,气喘,扁桃体炎,支气管哮喘等	水门,水天
S	220	丝竹空	眉梢凹陷处	目眩,目赤肿痛,头痛,齿痛,癫、狂、痫,面神经麻痹等	
S	221	四白	目正视,瞳孔直下,当眶下孔凹陷处	目赤痛痒,目翳,眼睑瞤动,口眼喎斜,头痛眩晕等	
S	222	四渎	前臂背侧,阳池与肘尖连线上,肘尖下5寸	手背疼痛麻木,咽喉肿痛,耳聋,暴喑,头痛,咽炎等	

首位字母	序号	穴位名称	取穴方法	主治病症	穴位别名
S	223	四满	脐中下2寸,前正中线旁开0.5寸	小腹痛,月经不调,崩漏带下,不孕,遗尿,便秘,水肿等	
S	224	素髎	面部,当鼻尖的正中央	鼻衄,鼻流清涕,鼻中肉,鼻渊,酒鼻,惊厥,昏迷等	面王
T	225	太白	第一跖趾关节后方赤白肉际处	足痛,足肿,胃痛,腹胀,呕吐,呃逆,心痛,体重节痛等	
T	226	太冲	足背第一二跖骨结合部之前凹陷中	足跗肿,下肢痿躄,头痛,眩晕,疝气,月经不调,癃闭等	大冲
T	227	太溪	内踝尖与跟腱之间的凹陷处	肾虚,耳鸣,腰脊痛,下肢厥冷,内踝肿痛,消渴,便秘等	
T	228	太乙	上腹部,脐中上2寸,前正中线旁开2寸	胃痛,消化不良,急慢性胃炎,心烦,癫狂等	
T	229	太渊	腕掌侧横纹桡侧,桡动脉搏动处	掌中热,手腕无力疼痛,咳嗽气喘,腕臂痛,支气管炎等	
T	230	陶道	当后正中线上,第1胸椎棘突下凹陷中	热病,疟疾,头痛,项背强痛,感冒,颈椎病等	
T	231	天池	当第4肋间隙,乳头外1寸,前正中线旁开5寸	胸闷,胸痛,乳痈,咳嗽,头痛,气喘,腋下肿痛等	
T	232	天冲	当耳根后缘直上入发际2寸,率谷穴后0.5寸	头痛,齿龈肿痛,癫痫,惊恐,瘿气等	
T	233	天窗	颈外侧部,胸锁乳突肌的后缘,与喉结相平	耳鸣,耳聋,咽喉肿痛,瘿瘤,颈项强痛,暴喑等	窗笼

首位字母	序号	穴位名称	取穴方法	主治病症	穴位别名
T	234	天鼎	胸锁乳突肌后缘,扶突穴与缺盆连线中点	暴喑,咽喉肿痛,吞咽困难,瘰疬,瘿气,扁桃体炎等	
T	235	天府	臂内侧面,肱二头肌桡侧缘,腋前纹下3寸处	上臂内侧痛,咳嗽,气喘,支气管炎,哮喘等	
T	236	天井	臂外侧,屈肘时,当肘尖直上1寸凹陷处	头痛,瘰疬,肘臂肩项背部疼痛,耳聋,疮肿,荨麻疹等	
T	237	天髎	肩胛部,肩井穴与曲垣穴中间,肩胛骨上角处	肩臂痛,颈项强急,胸中烦痛,热病,冈上肌腱炎等	
T	238	天泉	腋前纹头下2寸,肱二头肌长短头之间	上臂内侧痛,心悸,咳嗽,心痛,胸满,胁胀,臂痛等	
T	239	天容	下颌角的后方,胸锁乳突肌的前缘凹陷中	咽喉肿痛,颊肿,耳鸣,耳聋,头痛,颈项强痛,扁桃体炎等	
T	240	天枢	腹部,横平脐中,前正中线旁开2寸	腹痛腹胀,便秘,腹泻,痢疾,月经不调,急慢性肠炎等	长溪,长谷
T	241	天突	当前正中线上,胸骨上窝中央	气喘,咳嗽,暴喑,咽喉肿痛,支气管哮喘等	
T	242	天溪	胸部,第4肋间隙,前正中线旁开6寸	胸胁疼痛,咳嗽,乳痛,乳少,支气管炎,肺炎,乳汁少等	
T	243	天牖	在颈部,平下颌角,胸锁乳突肌的后缘凹陷中	项强,头痛,头晕,面肿,瘰疬,暴聋,颈肌痉挛等	
T	244	天柱	横平第2颈椎棘突上际,斜方肌外缘凹陷中	项强,头晕,咽肿,痹证,鼻塞,目痛,癫、狂、痫等	
T	245	天宗	肩胛部,冈下窝中央凹陷处,与第四胸椎平	肩胛酸痛,肩周炎,肩背软组织损伤,肘臂外后侧痛等	

首位字母	序号	穴位名称	取穴方法	主治病症	穴位别名
T	246	条口	小腿前外侧,当犊鼻下8寸,距胫骨前缘一横指	小腿冷痛,膝胫酸痛,两足无力,腹痛泄泻,肩周炎等	
T	247	听宫	面部,耳屏正中与下颌骨髁突之间的凹陷中	耳鸣,耳聋,齿痛,失音,癫痫,中耳炎,下颌关节紊乱等	
T	248	听会	面部,当耳屏间切迹的前方,张口有凹陷处	耳鸣耳聋,齿痛,口眼㖞斜,中耳炎,下颌关节炎等	听呵,听河,后关
T	249	通里	前臂掌侧,尺侧腕屈肌腱桡侧,腕横纹上1寸	心痛目眩,心悸怔忡,暴暗,腕臂内侧痛,肘臂疼痛等	
T	250	通天	头部,当前发际正中直上4寸,旁开1.5寸	头痛,眩晕,口眼㖞斜,鼻塞,鼻出血,鼻渊,慢性气管炎等	天目,天白,天白
T	251	瞳子髎	面部,目外眦外侧0.5寸凹陷中	头痛,目疾,口眼㖞斜,角膜炎,近视等	
T	252	头临泣	瞳孔直上入前发际0.5寸	头痛,目痛,小儿惊痫,癫痫,热病等	
T	253	头窍阴	天冲穴与完骨穴弧形连线的中下1/3交点处	头痛,眩晕,耳鸣,耳聋,瘿气,口苦,支气管炎等	
T	254	头维	额角发际上0.5寸,头正中线旁开4.5寸	偏正头痛,眼痛,目眩,迎风流泪,眼睑瞤动,视物不明等	颡大
W	255	外关	阳池与肘尖连线上,腕背横纹上2寸	手臂疼痛,肘臂不利,胸胁痛,头痛,热病,瘰疬,高血压等	
W	256	外陵	脐中下1寸,距前正中线2寸	腹痛,疝气,痛经,阑尾炎,输尿管结石等	
W	257	外丘	外踝尖上7寸,平阳交穴,腓骨前缘	颈项强痛,胸胁痛,坐骨神经痛,腿痛,下肢麻痹等	

续表

首位字母	序号	穴位名称	取穴方法	主治病症	穴位别名
W	258	完骨	耳后乳突的后下方凹陷处	头痛,项强,颊肿,齿痛,咽喉肿痛,口眼㖞斜,失眠等	
W	259	腕骨	当第5掌骨基底与钩骨之间,赤白肉际凹陷处	指挛腕痛,头项强痛,耳鸣耳聋,黄疸,热病,糖尿病等	
W	260	维道	髂前上棘的前下方,五枢穴前下0.5寸	腰骶痛,月经不调,疝气,少腹痛,子宫炎,盆腔炎等	
W	261	委阳	膝部,腘横纹上,股二头肌腱的内侧缘	腿足痉挛疼痛,腰脊强痛,腹满,小便不利等	
W	262	委中	在膝后区,腘横纹中点	腘肌痉挛,下肢痿躄,腹痛,小便不利,丹毒,中风半身不遂等	腘中,郄中,血郄
W	263	胃仓	第12胸椎棘突下,旁开3寸	胃痉挛,胃炎,溃疡病,习惯性便秘,乳腺炎,背脊痛等	
W	264	胃俞	第12胸椎棘突下,后正中线旁开1.5寸	胸胁痛,胃疾,多食善饥,身体消瘦,糖尿病,胰腺炎等	
W	265	温溜	腕背横纹上5寸,阳溪与曲池连线上	上肢不遂,腕臂痛,急性肠鸣,腹痛,面肿,咽喉肿痛等	
W	266	屋翳	胸部,当第2肋间隙,距前正中线4寸	咳嗽,气喘,咳唾脓血,支气管炎,胸肋胀痛,乳腺炎等	
W	267	五处	前发际正中直上1寸,旁开1.5寸	癫痫,头痛,目眩,视物不明,小儿惊风等	巨处
W	268	五枢	髂前上棘的前方,横平脐下3寸处	疝气,少腹痛,腰胯痛,带下,月经不调,便秘等	
X	269	膝关	小腿内侧,阴陵泉穴后1寸,腓肠肌内侧头上部	膝肿痛,寒湿走注,历节风痛,下肢痿躄,风湿性关节炎等	

续表

首位字母	序号	穴位名称	取穴方法	主治病症	穴位别名
X	270	郄门	前臂掌侧,曲泽与大陵连线上,腕横纹上5寸	肘臂痛,腋肿,心悸,胃痛,咯血,风湿性心脏病、癔病等	
X	271	膝阳关	膝外侧,阳陵泉上3寸,股骨外上髁上凹陷处	膝肿痛,腘筋挛急,小腿麻木,膝关节炎,下肢瘫痪等	寒府,阳陵,关陵
X	272	侠白	腋前纹头下4寸,肱二头肌桡侧缘处	上臂内侧痛,咳嗽,气喘,心痛,支气管炎,心悸等	
X	273	侠溪	足背部,第四、五趾缝间,趾蹼缘后方赤白肉际处	胁肋痛,头痛,目眩,耳鸣,耳聋,目外眦痛,高血压等	
X	274	下关	颧骨下缘中央与下颌切迹之间的凹陷中	齿痛,牙关不利,面痛,口眼㖞斜,耳聋耳鸣等	
X	275	下巨虚	小腿前外侧,当犊鼻下9寸,距胫骨前缘一横指	腹泻,痢疾,小腹痛,下肢痿躄,乳痈,泄泻等	
X	276	下廉	前臂,肘横纹下4寸,阳溪与曲池连线上	肘臂痛,头痛,眩晕,目痛,腹胀,腹痛,乳痈等	
X	277	下髎	骶部,当中髎下内方,适对第4骶后孔处	腰痛,腹痛,便秘,带下,小便不利,痛经等	
X	278	下脘	在上腹部,前正中线上,当脐上2寸处	腹坚硬胀,呕吐泄泻,饮食不化,水肿,胃炎等	
X	279	陷谷	足背,当第2、3跖骨结合部前方凹陷处	足背肿痛,腹痛胀满,肠鸣泄痢,面目浮肿,急慢性胃炎等	陷骨
X	280	消泺	臂外侧,当清冷渊与臑会连线的中点处	头痛,齿痛,颈项强痛,肩臂痛,肩胛肿痛,癫痫等	

首位字母	序号	穴位名称	取穴方法	主治病症	穴位别名
X	281	小肠俞	骶正中嵴旁开1.5寸,平第1骶后孔	腰腿痛,痢疾,腹泻,遗尿,骶髂关节炎,子宫内膜炎等	
X	282	小海	尺骨鹰嘴与肱骨内上髁之间凹陷中	肘臂疼痛,颊肿,头痛,目眩,耳鸣,尺神经麻痹,癫痫等	
X	283	心俞	第5胸椎棘突下,旁开1.5寸	惊悸,健忘,心烦,癫痫,癫狂,失眠,咳嗽,吐血等	
X	284	囟会	前发际正中直上2寸	头痛,眩晕,鼻渊,癫狂痫,高血压,鼻炎,小儿惊风等	囟门,顶门,天窗
X	285	行间	足背侧,第1、2趾间,趾蹼缘后方赤白肉际处	足跗痛,疝气,痛经,头痛,目眩,目赤肿痛,高血压等	
X	286	胸乡	胸外侧部,当第3肋间隙,距前正中线6寸	胸胁胀痛,胸痛背痛,支气管炎等	
X	287	悬厘	当头维与曲鬓弧形连线上3/4与下1/4交点处	偏头痛,耳鸣,癫痫,目外眦痛,齿痛,三叉神经痛等	
X	288	悬颅	头维穴与曲鬓穴弧形连线的中点处	偏头痛,目赤肿痛,齿痛,三叉神经痛,角膜炎等	
X	289	悬枢	当后正中线上,第1腰椎棘突下凹陷中	腰脊强痛,腹痛,泄泻,痢疾,脱肛等	
X	290	悬钟	在小腿外侧,当外踝尖上3寸,腓骨前缘	胸腹胀满,颈项强急,落枕,头痛,半身不遂,腰腿疼痛等	绝骨
X	291	璇玑	前正中线上,天突下1寸,在胸骨柄上	咳嗽,喉痹,气喘,咽痛等	

续表

首位字母	序号	穴位名称	取穴方法	主治病症	穴位别名
X	292	血海	屈膝,在大腿内侧,髌底内侧端上2寸	月经不调,皮肤病,膝股内侧疼痛,下肢痿躄,贫血等	
Y	293	哑门	当后发际正中直上0.5寸,第1颈椎下	暴喑,中风,舌强不语,颈项强急等	舌横,舌厌
Y	294	阳白	前额部,当瞳孔直上,眉上1寸	面神经麻痹,眶上神经痛,头痛,眩晕,目痛,面瘫等	
Y	295	阳池	腕背横纹上,当指伸肌腱尺侧缘凹陷中	手腕、前臂及肘部疼痛,目痛,咽喉肿痛,风湿病,糖尿病等	
Y	296	阳辅	在小腿外侧,当外踝尖上4寸	偏头痛,目外眦痛,腋下痛,瘰疬,腰痛,疟疾等	
Y	297	阳纲	第10胸椎棘突下,旁开3寸	肠鸣腹痛,泄泻,黄疸,消渴,胃炎等	
Y	298	阳谷	腕背横纹尺侧,尺骨茎突与三角骨间凹陷处	手腕痛,臂外侧痛,颈肿齿痛,耳鸣耳聋,热病,癫狂痫等	
Y	299	阳交	外踝尖上7寸,腓骨后缘	膝胫痛,胸胁痛,癫狂等	
Y	300	阳陵泉	小腿外侧,当腓骨头前下方凹陷处	半身不遂,下肢痿躄,麻木,膝膑肿痛,小儿惊风等	筋会,阳陵,阳之陵泉
Y	301	阳溪	腕背横纹桡侧,桡骨茎突远端凹陷中	头痛,目赤肿痛,耳聋,咽喉肿痛,手腕痛等	中魁
Y	302	养老	尺骨背面,尺骨小头近端桡侧凹陷中	急性腰痛,头痛,面痛,目视不明,半身不遂等	
Y	303	腰阳关	当后正中线上,第4腰椎棘突下凹陷中	腰骶痛,月经不调,带下,遗精,阳痿,下肢麻痹等	阳关,脊阳关,背阳关
Y	304	腰俞	骶部,当后正中线上,适对骶管裂孔	腰脊痛,便血,泄泻,痔疮,下肢痿躄等	背鲜,髓空,腰户,腰柱

续表

首位字母	序号	穴位名称	取穴方法	主治病症	穴位别名
Y	305	液门	第4、5指间，趾蹼缘后方赤白肉际处	头痛，手臂痛，目赤，热病，疟疾等	
Y	306	譩譆	人体背部，当第6胸椎棘突下，旁开3寸	咳嗽，气喘，疟疾，热病，肩背痛，目眩，热病等	五胠俞
Y	307	意舍	背部，当第11胸椎棘突下，旁开3寸	背痛，腹胀肠鸣，呕吐，泄泻，饮食不下，黄疸，糖尿病等	
Y	308	翳风	乳突与下颌骨之间凹陷处	耳聋耳鸣，头痛牙痛，腮腺炎，下颌炎，口眼㖞斜，齿痛等	
Y	309	阴包	大腿内侧，当股骨内上髁上4寸，缝匠肌后缘	月经不调，小便不利，腰腿痛，骶髂关节炎，腰肌劳损等	
Y	310	阴都	脐上4寸，前正中线旁开0.5寸	腹胀，肠鸣，腹痛，大便干结，小便不通，月经不调等	食宫，石宫
Y	311	阴谷	膝后区，腘横纹上，半腱肌肌腱外侧缘	癫狂，阳痿，月经不调，崩漏，膝股内侧痛等	
Y	312	阴交	下腹部，前正中线上，当脐中下1寸	脐周疼痛，泄泻，月经不调，痛经，产后血晕，疝气等	少关，横户
Y	313	阴廉	大腿根部，耻骨结节的下方，长收肌的外缘	月经不调，赤白带下，少腹疼痛，股内侧痛，下肢挛急等	
Y	314	阴陵泉	小腿内侧，胫骨内侧髁下缘与胫骨内侧凹陷中	腹胀腹泻，水肿，黄疸，小便不利，阴部痛，遗精，膝痛等	
Y	315	阴郄	尺侧腕屈肌腱的桡侧缘，腕横纹上0.5寸	腕痛，心痛，惊悸，骨蒸盗汗，吐血，衄血，暴喑，胃出血等	

续表

首位字母	序号	穴位名称	取穴方法	主治病症	穴位别名
Y	316	阴市	髂前上棘与髌底外侧端的连线上,髌底上3寸	膝关节痛,腿膝痿躄,屈伸不利,腰痛,寒疝等	阴鼎
Y	317	殷门	当承扶与委中的连线上,承扶下6寸处	坐骨神经痛,下肢麻痹,小儿麻痹后遗症,腰背痛等	
Y	318	龈交	上唇内,唇系带与上齿龈的相接处	齿龈肿痛,口㖞,齿衄,鼻渊,面赤颊肿,腰扭伤,颈项强等	
Y	319	隐白	足大趾内侧,趾甲角旁开0.1寸	足趾痛,妇科病,慢性出血证,癫狂,腹满,暴泻等	
Y	320	印堂	在两眉头的中间	头痛,眩晕,失眠,结膜炎,睑缘炎,鼻炎,鼻出血等	
Y	321	膺窗	第3肋间隙,距前正中线4寸	咳嗽,气喘,胸肋胀痛,乳痈,肋间神经痛等	
Y	322	迎香	鼻翼外缘中点旁,当鼻唇沟中	鼻塞,鼽衄,鼻渊,口㖞,面浮肿,胆道蛔虫等	冲阳
Y	323	涌泉	足跖屈卷足时,在足心前三分之一的凹陷中	足心热,神经衰弱,精力减退,倦怠,高血压,失眠等	
Y	324	幽门	上腹部,脐中上6寸,前正中线旁开0.5寸	腹痛,哕,呕吐,腹胀,腹泻,胃痉挛,胃溃疡等	
Y	325	鱼际	手外侧,第1掌骨桡侧中点赤白肉际处	咳嗽,咯血,咽干,咽喉肿痛,失音,掌中热,小儿疳积等	
Y	326	玉堂	当前正中线上,平第3肋间隙	咳嗽,气喘,胸痛,呕吐寒痰,肋间神经痛等	玉英
Y	327	玉枕	后发际正中直上2.5寸,旁开1.3寸	头项痛,目痛,恶风,呕吐,鼻塞,多汗症等	

首位字母	序号	穴位名称	取穴方法	主治病症	穴位别名
Y	328	彧中	胸部,第1肋间隙,前正中线旁开2寸	咳嗽,气喘,胸胁胀满,不嗜食,胸膜炎等	
Y	329	渊腋	腋中线上,腋下3寸,第4肋间隙中	胸满,胁痛,上肢臂痛等	
Y	330	云门	胸部,锁骨下窝凹陷中,前正中线旁开6寸	咳嗽,气喘,胸痛,肩背痛,支气管炎,肩周炎等	
Z	331	章门	侧腹部,当第11肋骨游离端的下缘	腹痛,腹胀,泄泻,呕吐,胁痛,痞块,黄疸,胃肠炎等	长平,季肋
Z	332	照海	足内侧,内踝尖下方凹陷处	失眠,嗜卧,惊恐不宁,目赤肿痛,月经不调,疝气等	
Z	333	辄筋	胸外侧区,第4肋间隙中,腋中线前1寸	胸满,气喘,呕吐,吞酸,胁痛,腋肿,肩背痛等	神光,胆募
Z	334	正营	前发际上2.5寸,头正中线旁开2.25寸	偏头痛,头晕,目眩,唇吻强急,齿痛,恶心呕吐等	
Z	335	支沟	前臂背侧,阳池与肘尖连线,腕背横纹上3寸	手指振颤,肘臂痛,胁肋痛,肘臂痛,呕吐,耳鸣,便秘等	
Z	336	支正	阳谷与小海的连线上,腕背横纹上5寸	头痛目眩,热病,癫狂,项强,肘臂酸痛,手指痛,消渴等	
Z	337	至阳	当后正中线上,第七胸椎棘突下凹陷中	咳嗽,气喘,黄疸,胸胁胀闷,脊背强痛,胃肠炎等	肺底
Z	338	至阴	足小趾外侧趾甲角旁0.1寸	胎位不正,滞产,头痛,目痛,鼻塞,鼻衄等	
Z	339	志室	第2腰椎棘突下,旁开3寸	遗精,阳痿,小便不利,腰脊强痛,水肿,肾下垂等	

首位字母	序号	穴位名称	取穴方法	主治病症	穴位别名
Z	340	秩边	平第4骶后孔,骶正中嵴旁开3寸	腰骶痛,下肢痿痹,小便不利,便秘,痔疾,坐骨神经痛等	
Z	341	中冲	手指,中指末端尖端中央	掌中热,心烦,中风昏迷,舌强不语,热病、小儿夜啼等	手心主
Z	342	中都	内踝上7寸,胫骨内侧面中点或胫骨后缘处	胫骨痛,胁痛腹胀,肠炎,月经不调,急性肝炎,关节炎等	
Z	343	中渎	大腿外侧,当风市下2寸	下肢痿痹,麻木,半身不遂,坐骨神经痛等	
Z	344	中封	足内踝前,胫骨前肌腱的内侧凹陷处	疝气,阴茎痛,遗精,小便不利,黄疸,腰痛,内踝肿痛等	悬泉
Z	345	中府	胸部,横平第1肋间隙,前正中线旁开6寸	咳嗽,气喘,胸满痛,肩背痛,咽喉痛,呕吐,浮肿等	膺中俞,府中俞,膺俞
Z	346	中极	下腹部,前正中线上,当脐中下4寸	阳痿,遗尿,小腹痛,月经不调,带下,痛经等	玉泉,气原
Z	347	中髎	骶区,正对第3骶后孔中	便秘,泄泻,小便不利,小儿麻痹后遗症,腰骶痛等	
Z	348	中膂俞	骶正中嵴旁开1.5寸,第3骶椎棘突下	腹泻,疝气,腰骶痛,消渴,坐骨神经痛,肠炎,糖尿病等	中膂,中膂内俞,脊内俞
Z	349	中枢	背部,后正中线上,第10胸椎棘突下凹陷中	胃痛,呕吐,腹胀满,黄疸等	
Z	350	中庭	前正中线上,平第5肋间,即胸剑结合部	胸胁支满,呕吐反胃,饮食不下,噎膈等	龙颔
Z	351	中脘	前正中线上,当脐中上4寸	胃痛,腹胀,呕吐,呃逆,胃炎,纳呆,食不化等	胃脘,大仓,太仓

首位字母	序号	穴位名称	取穴方法	主治病症	穴位别名
Z	352	中渚	当第4掌指关节的后方,第4、5掌骨间凹陷处	头痛目赤,耳鸣耳聋,肩、背肘臂麻木,手指不能屈伸等	
Z	353	中注	脐中下1寸,前正中线旁开0.5寸	腹痛,便秘,泄泻,月经不调等	
Z	354	周荣	胸部,第2肋间隙,前正中线旁开6寸	咳嗽,气逆,胸胁胀满,食不下,支气管炎等	周营
Z	355	肘髎	肘外侧,屈肘,曲池上方1寸,肱骨边缘处	肘臂部疼痛,麻木,挛急,上肢瘫痪,肱骨外上髁炎等	肘尖
Z	356	筑宾	小腿内侧,太溪穴上5寸,腓肠肌肌腹内下方	癫、痫、狂证,呕吐,疝气,小腿内侧痛等	
Z	357	紫宫	当前正中线上,平第2肋间	咳嗽,气喘,胸胁支满,胸痛,吐血,呕吐,饮食不下等	
Z	358	足临泣	足背外侧,第4趾、小趾跖骨夹缝中	头痛,腰痛,肌肉痉挛,眼疾,中风偏瘫,神经官能症等	
Z	359	足窍阴	足第4趾末节外侧,距趾甲角0.1寸	足跗肿痛,目赤肿痛,耳鸣耳聋,咽喉肿痛,高血压等	
Z	360	足三里	小腿外侧,犊鼻下3寸,距胫骨前缘一横指	胃肠病证,下肢痿痹,神志病,外科疾患,虚劳诸证等	
Z	361	足通谷	第5跖趾关节的前方,赤白肉际处	头痛,项痛,鼻衄,目眩,癫狂等	
Z	362	足五里	大腿根部,耻骨结节的下方,长收肌的外缘	腹胀痛,小便不通,四肢倦怠,尿潴留,少腹胀满疼痛等	五里

附 录 二
穴 位 图 片

（一）头面部

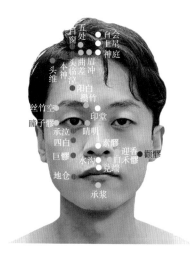

正位

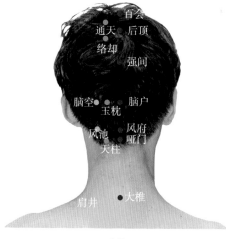

后位

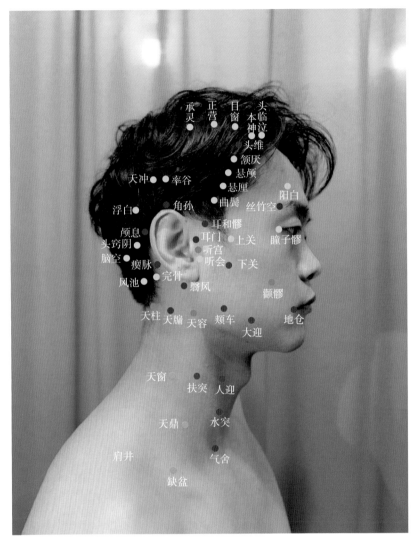

侧位

（二）胸腹部

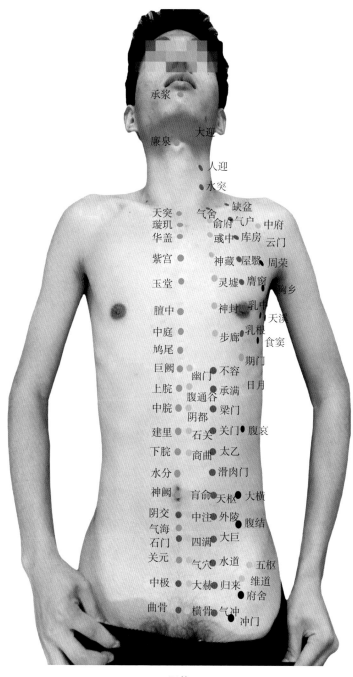

正位

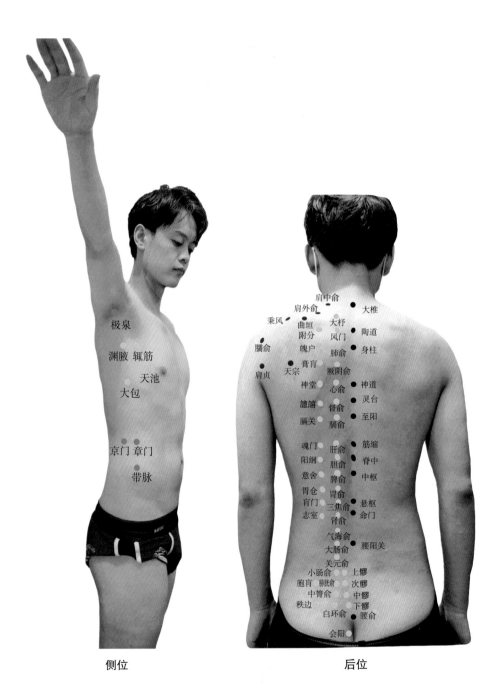

侧位　　　　　　　　　　　后位

（三）上肢部

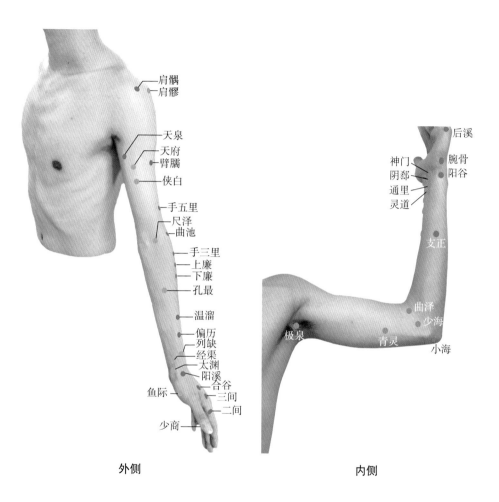

肩髃
肩髎
天泉
天府
臂臑
侠白
手五里
尺泽
曲池
手三里
上廉
下廉
孔最
温溜
偏历
列缺
经渠
太渊
阳溪
合谷
鱼际
三间
二间
少商

后溪
神门
阴郄
通里
灵道
腕骨
阳谷
支正
曲泽
少海
极泉
青灵
小海

外侧　　　　　　　　内侧

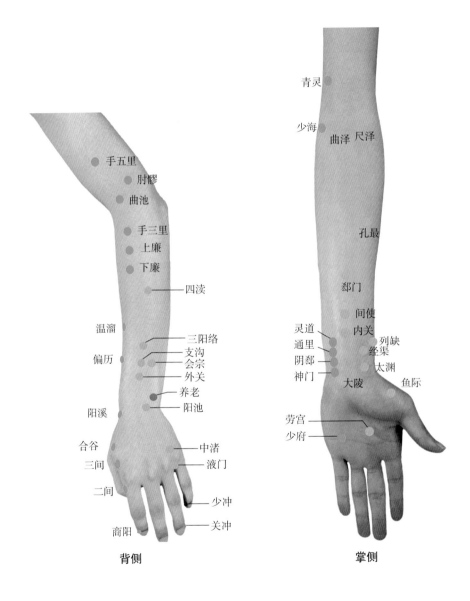

背侧

掌侧

（四）下肢部

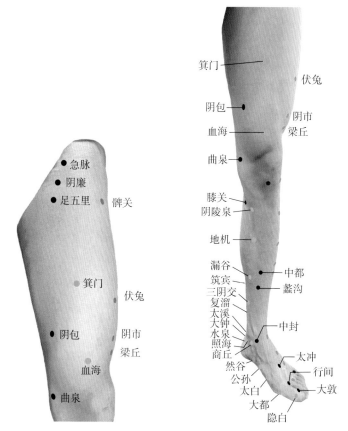

前位、内侧位

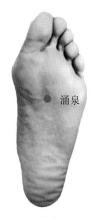

足底

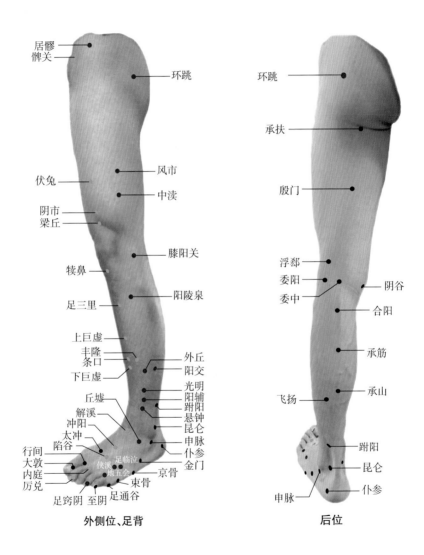

居髎
髀关
环跳
环跳
承扶
风市
伏兔
中渎
殷门
阴市
梁丘
膝阳关
浮郄
委阳
犊鼻
委中
阴谷
阳陵泉
合阳
足三里
上巨虚
承筋
丰隆
条口
外丘
下巨虚
阳交
承山
光明
飞扬
阳辅
丘墟
跗阳
解溪
悬钟
冲阳
昆仑
太冲
申脉
跗阳
陷谷
仆参
昆仑
行间
足临泣
大敦
侠溪
金门
仆参
内庭
地五会
京骨
厉兑
申脉
足窍阴
至阴
束骨
足通谷

外侧位、足背

后位

59